《黄帝外经》心解

王振山 著

宗教文化出版社

图书在版编目（CIP）数据

黄帝外经心解 / 王振山著 . -- 北京 : 宗教文化出版社 ,2017.12

ISBN 978-7-5188-0528-0（2022.11 重印）

Ⅰ . ①黄… Ⅱ . ①王… Ⅲ . ①医经—研究 Ⅳ . ① R22

中国版本图书馆 CIP 数据核字（2018）第 002152 号

《黄帝外经》心解

王振山 著

出版发行： 宗教文化出版社

地　　址： 北京市西城区后海北沿 44 号 （100009）

电　　话： 64095215（发行部） 64095340（编辑部）

责任编辑： 孟金霞

版式设计： 武俊东

印　　刷： 河北信瑞彩印刷有限公司

版本记录： 880 毫米 ×1230 毫米 32 开 9.75 印张 200 千字

2018 年 1 月第 1 版 2022 年 11 月第 6 次印刷

书　　号： ISBN 978-7-5188-0528-0

定　　价： 66.00 元

修炼至道无别路，

《黄帝外经》颠倒术。

耳目用在不用上，

能见心开[①]算开悟。

① 目无所视，耳无所闻，必得心开之相。心开就是悟。故言开悟。

前　言

有一个美丽的传说。五千年以前，道家始祖黄帝修炼成功之后，一百多岁时，从天上飞来一条龙落在地上。黄帝骑在龙背，龙就要升腾起空了。这时，他的臣子有十多人着急地说：“带上我们吧！”“不要把我们丢下！”“我们也要跟随上天。”有的干脆往龙身上攀爬，有的抓住龙的胡须。不料，龙身太滑，谁也爬不上去。龙起飞离开地面，抓龙须之人力不从心，有些抓不住滑脱下来，有的人因为身体的重量，把龙须拉断了，龙飞走了。这些人把拉断的龙须扔到地上。一年后，这个地方生出了龙须草。黄帝骑龙升天的故事流传至今，仍然为人津津乐道。

后来有人探索道家始祖黄帝究竟修炼什么“法”升天的，得到了《黄帝外经》后才明白，原来黄帝修的是广成子“秘诲”的“阴阳颠倒之术”。五千年以前黄帝跟随广成子学习养生十九年，写出《内经》《外经》。“颠倒之术”是修炼之道的总根子。

其实“秘诲”的修炼方法，正是明说的操作技巧。秘也不密，不秘也密，只是不易懂，不易会，把它说成“秘诲”，目的是让学人“勤而习之”，亲自操作探原之法，真修实修，得到利益。

因为一些人懒散惯了，不认为修炼是什么大好事。甚至有人说“苦熬甘修”，是苦而不是乐。所以现在要把这说是“秘诲”。不论愚昧不愚昧，总之修炼至道是天大的好事，也决不是什么苦事。所谓“甘修”是美味的意思，决不是“干修”。

不管出家在家，修行是一样的，修行不分出家不出家，只是一个操作方法问题。谁掌握操作技术，都一样成功。

出家人因为出家脱离了世俗干扰，可以专心修炼。所以说出家人修行是比较容易一些，但不是绝对的。在家人若一心在修炼上，与出家人是一样的。

有人说“现代人不如古人”，这种说法也不对。现代人的思想品位高于古人，只是不如古人思想单纯。头脑聪明是一样的，有可能比古人还强。当然，这不是我们研究的课题，不研究古人今人到底谁强。应该把眼睛放在黄帝说的“颠倒术”上，“勤而习之”才是正确的着眼点。

但愿更多的人都能从“秘诲”探原中获得真真切切、实实在在的利益，健康长寿，享尽天年，或许成就道教的长生也并不是奢望。

目 录

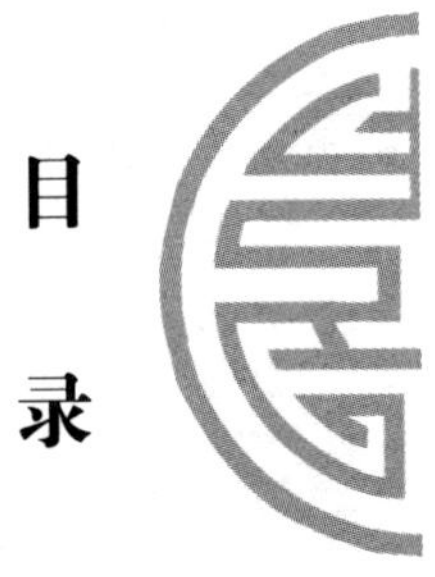

第一课　秘诲基本思想

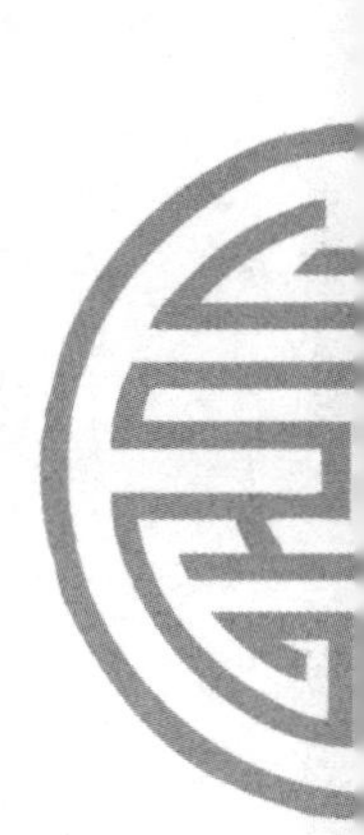

第一节　阴阳颠倒篇释义

阴阳颠倒篇第一：

（原文）

黄帝闻广成子窈窈冥冥之旨，叹广成子之谓天矣。退而夜思，尚有未获，遣鬼臾区问于岐伯天师曰：帝问至道于广成子，广成子曰：至道之精，窈窈冥冥，至道之极，昏昏默默。无视无听，抱神以静，形将自正。必静必清，无劳汝形，无摇汝精，无思虑营营，乃可以长生。目无所见，耳无所闻，心无所知，汝神将守汝形，形乃长生。慎汝内，闭汝外，多知为败。我为汝遂于大明之上矣，至彼至阳之原也；为汝入于窈冥之门矣，至彼至阴之原也。天地有官，阴阳有藏，慎守汝身，物将自壮，我守其一，以处其和，故身可以不老也。天师必知厥义，幸明晰之。

岐伯稽首奏曰：大哉言乎！非吾圣帝，安克闻至道哉。帝明知故问，岂欲传旨于万祀乎。何心之仁也。臣愚，何足知之。然仁圣明问，敢备述以闻。窈冥者，阴阳之谓也。昏默者，内外之词也。视听者，耳目之语也。至道无形而有形，有形而实无形，无形藏于有形之中，有形化于无形之内，始能形与神全，精与神合乎。

鬼臾区曰：诺。虽然，师言微矣，未及其妙也。

岐伯曰：乾坤之道，不外男女。男女之道，不外阴阳。阴阳之道，不外顺逆。顺则生，逆则死也。阴阳之原，即颠倒之术也。世人皆顺生，不知顺之有死。皆逆死，不知逆之有生，故未老先衰矣。广成子之教，是帝行颠倒之术也。

鬼臾区赞曰：何言之神乎！虽然，请示其原。

岐伯曰：颠倒之术，即探阴阳之原乎。窈冥之中有神也，昏默之中有神也，视听之中有神也。探其原而守神，精不摇矣。探其原而保精，神不驰矣。精固神全，形安能敝乎。

鬼臾区复奏帝前。

帝曰：俞哉，载之《外经》，传示臣工，使共闻至道，同游于无极之野也。

（释文）

五千年以前的轩辕黄帝跟随一位修道高人修炼十九年，这位高人法号叫广成子。黄帝闻听广成子说的窈窈冥冥的状态，可达到长生的目的，赞叹广成子是天人神仙。夜间退到床上休息时想起广成子说的窈冥状态，还有不太懂的地方。觉得应该派人再问一问。于是就派遣占星之官，名叫鬼臾区，去问分管医药的一位大臣，都称他做天师，就是《内经》说的岐伯天师。

鬼臾区问岐伯天师："圣黄帝问最好的养生之道于广成子，广成子说：'至道之精，窈窈冥冥，至道之极，昏昏默默。无视无听，抱神以静，形将自正。必静必清，无劳汝形，无摇汝精，无思虑营营，乃可以长生。目无所视，耳无所闻，心无所知，汝神将守汝形，形乃长生。慎汝内，闭汝外，多知为败。我为汝遂于大明之上矣，至彼至阳之原也；为汝入于窈冥之门矣，至彼至阴之原也。天地有官，阴阳有藏，慎守汝身，物将自壮，我守其一，以处其和，故身可以不老也。’天师必知厥义，幸明晰之。”

岐伯稽首奏说：“这样的语言太伟大了！太雄壮了！太令人诚服了！不是圣明的黄帝，怎么能说出这样豪壮之语。不是为了人类长生，怎么能问至道。我知道，圣黄帝是明知故问，岂不是想传旨让万代万世后代人都参加阴阳颠倒术的修习！这样圣明之帝是大仁者。为臣我太愚钝，怎么能知道圣帝的想法呢？好了，既然圣明黄帝问这些问题，我怎敢不说呢！所谓窈冥状态，就是说的阴阳啊！所说的昏默状态，是指内外说的言词。所说的视听，是说耳目功用能达到的语言。又说最好的养生之道是没有形相而有形相的。然而，有形相而实际是没有形相的。其实，无形相就是有形相，无形藏在有形之中的。反过来看，有形实相化成无相，所以说化于无形之内。只有这样，才能让人的身体和体内的神合在一起，精与神才能合在一起。”

鬼臾区说：“是，太对啦！太好啦！天师所讲的道理深入浅出，微细至极。但，我还是没有理解它真

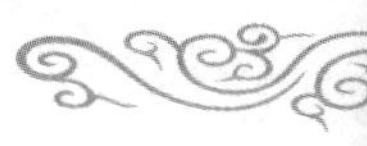

正的妙处。”

岐伯说：“乾坤之道理，不是说天地，而是说人类男女。又说男女的道理，不外乎阴阳的道理。所说的阴阳道理，其实就是说的顺逆关系。都知道五行顺则生，水生木，木生火，火生土，土生金，金生水。逆之为克，克则死。火克金，金克木，木克土，土克水，水克火。所谓阴阳之原也就是阴阳形象，就是不停地运转颠倒规律。世俗之人都以为顺则生，而不知顺之也有死。全都以为逆则死，而不知道逆之也有生。所以造成未老先衰之势啊！其实，广成子说的这些教诲，目的是想让圣黄帝修行颠倒之术哇！”

鬼臾区赞叹说：“太好啦，真是神乎其技！能让我认同说是。请天师把阴阳之原说清楚。”

岐伯说：“实际操作颠倒之术，就是探阴阳之原哪！”“窈冥状态中有见闻觉知之命啊！在昏默状态里也有见闻觉知之命啊！视听之中仍然也有见闻觉知之命啊！在这个状态中应该是明明了了的，这叫做探其原而守神，探其原而保精，神思不动，没有性情冲动，精必然坚固。这样，精固神全，身体

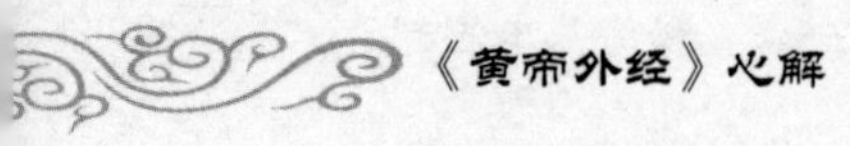

怎么能有病呢？！怎么能未老先衰呢？！”

鬼臾区回到黄帝面前，上奏以上经过。

黄帝说：“太好啦！把这个过程记载到《外经》之中，可以传看文武大臣、黎民百姓，都让他们听闻到养生最好的方法和道理，使全体臣民共同进入无极窈冥昏默状态，得到应该得到的利益。从此，人类就长寿了。”

“阴阳颠倒篇”说的是什么是修炼至道，什么是颠倒之术。又说颠倒之术即探阴阳之原。

阴阳本来就处于不停止的颠倒转化过程，这是《外经》的基础思想理论。以“颠倒之术”来说明“探原”的必要，就是要求学人实际操作“颠倒之术”，以得到无穷利益。“阴阳颠倒”是修炼至道的应用技术，不是名词，而是操作技巧。按照“颠倒之术”要求去做，自然修炼之效彰显无疑。

第二节　顺逆探原篇释义

顺逆探原篇第二：

（原文）

伯高太师问于岐伯曰：天师言颠倒之术，即探阴阳之原也。其旨奈何?

岐伯不答。再问曰，唯唯。三问岐伯，叹曰：吾不敢隐矣。夫阴阳之原者，即生克之道也。颠倒之术者，即顺逆之理也。知颠倒之术，即可知阴阳之原矣。

伯高曰：阴阳不同也。天之阴阳，地之阴阳，人身之阴阳，男女之阴阳，何以探之哉?

岐伯曰：知其原亦何异哉。

伯高曰：请显言其原。

岐伯曰：五行顺生不生，逆死不死。生而不生者，金生水而克水，水生木而克木，木生火而克火，火生土而克土，土生金而克金，此害生于恩也。死而不死者，金克木而生木，木克土而生土，土克水而生水，水克火而生火，火克金而生金，此仁生于义也。夫五行之顺，相生而相克，五行之逆，不克而不生。逆之至者，顺之至也。

伯高曰：美哉言乎！然何以逆而顺之也？

岐伯曰：五行之顺，得土而化。五行之逆，得土而神。土以合之，土以成之也。

伯高曰：余知之矣。阴中有阳，杀之内以求生乎。阳中有阴，生之内以出死乎。余与帝同游于无极之野也。

岐伯曰：逆而顺之，必先顺而逆之。绝欲而毋为邪所侵也，守神而毋为境所移也，练气而毋为物所诱也，保精而毋为妖所耗也。服药饵以生其津，慎吐纳以添其液，慎劳逸以安其髓，节饮食以益其气，其庶几乎？

伯高曰：天师教我以原者全矣。

岐伯曰：未也。心死则身生，死心之道，即逆之之功也。心过死则身亦不生，生心之道，又顺之之功也。顺而不顺，始成逆而不逆乎。

伯高曰：志之矣！敢忘秘诲哉。

（释文）

黄帝手下有一位大臣，经常与黄帝在一起谈医道，称呼为伯高。伯高任太师之职。这一日，伯高太师问岐伯天师："天师说的颠倒之术，就是探阴阳之原，到底是怎么回事？"

岐伯不答。第二次又问，岐伯唯唯诺诺。第三次问，岐伯感叹，说："我不敢再隐瞒了。实际上说的阴阳之原，就是五行生克之道理呀！所说的颠倒之术，就是我们知道的顺生逆死的道理呀！只要知道颠倒之术的操作方法，就自然知道阴阳之原哪！"

伯高说："各处都讲阴阳，各处的阴阳是不相同的。有天之阴阳，有地之阴阳，有人身之阴阳，还有男女之阴阳。这些阴阳如何探之？"

岐伯说："颠倒之术的状态，窈冥昏默与阴阳之原没有异样啊！五行顺生也没有生，逆死也没有死。所说的生而不生，就是金生水而克水，水生木而克木，木生火而克火，火生土而克土，土生金而克金，就是所说的害生于恩哪！恩爱过了头，反而会生出祸害，就是这个意思。所说的死而不死呢？

就是金克木而生木，木克土而生土，土克水而生水，水克火而生火，火克金而生金，这就是所说的仁生于义。就是对状态制约得宜就可以成全。所以知道，五行之顺，就是相生相克。五行之逆，就是不克而不生。逆之达到极点时，顺就会达到极点。正反相对应，但是一体。”

伯高说：“说得太好啦！这样的语言太美啦！然而，怎么做才能逆而顺之呢？”

岐伯说：“五行之顺，得土而化。五行之逆，得土而神。以土合之而化，所以要以土成全它。”

伯高说：“我知道了，阴中有阳，清除杂念以求得生。阳中有阴，土生于内以出生死。我也能和圣明黄帝一起同游大方广无极之原野啦！”

岐伯说：“要想逆而顺之，必先顺自己之能而逆之。还要绝断淫欲而不要被妖邪所侵，防止精摇动。同时，还要守住心神不动而不要为境界所移动。经常地练吐纳之气而不要被物所引诱心动。尤其是保精而不要为色欲所耗。有条件的也可以服药以生津液，所以说慎吐纳以添其液。不要劳心劳神劳体过度，要劳逸结合，可以安其髓。还要饮食有节制，不要食之过饱，可以增加元气。这几种注意事项，也不可轻视。严格要求自己。”

伯高说：“天师教我以状态为原，这回全面了。”

岐伯说：“还未有全。我告诉你，心死则身生，是调整身体最好的办法。所以说，心不动，无杂念好像死心但不死，这样的道理，才是逆之之功哇！要知道，心不能太死，心太死就不能调整身体。用不住色相的方法，是生心的道理，又是顺之之功哇！顺而不顺，才成就逆而不逆呀！”

伯高说：“我记住了，永远不会忘记。我怎敢忘记这样的秘密教诲呢！”

第一篇“阴阳颠倒”讲了“颠倒之术即探阴阳之原”，但有些不详。第二篇“顺逆探原”，实际说的就是颠倒之术。又借伯高之问、岐伯之答，深入讲解了生死之间的关系。虽然修炼，也应该遵从自然之道。

从文字内容上看，看不出什么方法。如果真正理解了，会意了，一操作，便知状态。什么是窈窈冥冥，什么是昏昏默默，什么是阴阳顺逆，什么是心死神活。真正心领神会了，才算会“颠倒之术”，才知道为什么黄帝说这是至道。

第二课　黄帝『颠倒之术』

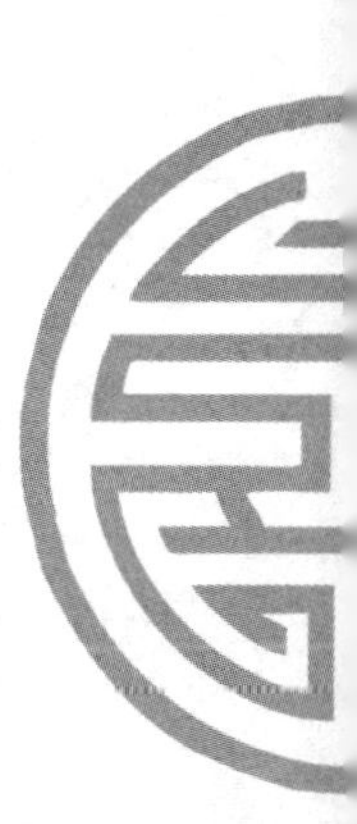

第一节　秘诲之说词

至道之精，窈窈冥冥。至道之极，昏昏默默。无视无听，抱神以静，形将自正。必静必清，无劳汝形，无摇汝精，无思虑营营，乃可以长生。目无所见，耳无所闻，心无所知，汝神将守汝形，形乃长生。慎汝内，闭汝外，多知为败。我为汝遂于大明之上矣，至彼至阳之原也；为汝入于窈冥之门矣，至彼至阴之原也。天地有官，阴阳有藏。慎守汝身，物将自壮，我守其一，以处其和，故身可以不老也。

这是广成子教诲黄帝的修炼方法。最好的修炼方法，达到精微之处，是窈冥状态。最好的修炼方法，达到极致之处，是昏默状态。这个时候，是视而不见，听而不闻，无视无听，心已不动，精神内守，进入静定，形体会自然端正。进入了静态，进入了干净状态。所以不必动摇人的形体，不动亦动，动亦不动。在这种状态里，人的精华不能摇动，保精之法就是这样。这个时候，心已大定，没有任何思想及顾虑，没有牵挂障碍，故说“无思虑营营”。这样的功夫，才能达到长生的目的。

所说的目无所见，就是眼不着色相，处在无所住而无所不住状态。所说的耳无所闻，就是不听声音，只听没有声音，闻而不闻的状态。心无所知是什么意思呢？心不可死得太过，要活而不用，不去想东西南北，心神不在外面轮回，不知有世间，只有自心体。你的心神就会守护你的身形，身形就能长生不老。

所以应该谨慎你的形体内外，不必去知道世间一切，但没离世间一切。如果知道色相，就马上闭住心思不能让心动，心知。心知过多，是为败相，这样怎么会成功呢？

我把自己放在日月之上的虚空里，心体虚空大无边际，无形无相而有形有相，圆满具足一体大身。这个就是至彼岸而阳极之原。这就是入门，当然处于窈冥状态。当然也是阴极之原，因为已达彼岸。

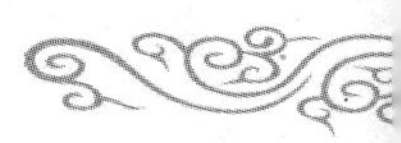

天地之间有五行规律造化，自然而然调整身命，所以不用管他。一体大身即为阴阳，故我的形貌藏在阴阳之中。

要谨慎守着一体大身，一切是一，一是一切，故言物将自壮。我守其一，就是在一的状态里不动，用一和一切。也就是心体大无边际为一，这为一体同观。所以说，身体形状可以不老化。

以上是对“秘诲”说词的解释。

为什么要这样解释呢？因为这是直捷操作探原的状态，所以要不苟地说明，不能误导众生。

第二节　探原入门

广成子言：我为汝遂于大明之上矣，至彼至阳之原也；为汝入于窈冥之门矣，至彼至阴之原也。

可以说这不是文字的字义，而是一种状态。也就是说，从一种状态进入另一种状态中去。能进入一种状态，这个进入，就像门一样，故言入门。从一个状态，入于窈冥状态之门，故言跳出文字字义，而进入窈冥状态。

这句话从文字角度看，很难理解。但按照方法一操作，就很清楚了。所以不应解释文字，而应进入状态，才能准确。

第一个字是“我”。这个“我”不是广成子，而是每个人的我，自己这个我。“汝”也不是别人，而是自己之命神、心性、意识。“遂”有随的意思，

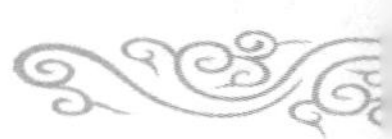

心开的意思，可见开悟之形象。知道自己开悟了。不是有意送到大明之上。什么是大明呢？日月合为明，有使你明白的意思。但是，实际上不是这么一回事，而是心体散开之景象，心体恢复本来时，膨胀，膨胀。这不是“遂”是什么？进入窈冥状态之门就彰显出来。这个心体大无边际，实实在在一种物质，这不是至彼至阳是什么？阳极而阴极，故言至彼至阴之原。“原”是什么？就是开放了的心体。

所以这段话的意思，是无所着住而心开的状态。把心体比喻阴阳之原，要探这个心体阴阳之原。原是实相，从无相变成实相，可叫做实相无相，无相实相。心体有相无相，无相有相。故言窈冥状态。在这个状态里，不知不识，清清楚楚，色相变成空相，空相变成色相。色相与空相一体，不分你我，没有分别，故言“色即是空，空即是色，色不异空，空不异色”，比较确切的状态形象，彰显无疑。

这就是入窈冥状态之门，这就是探原入门。能入门，可以深求。不能入门，怎么去深求？故知入门的重要。入了门才能开悟，不入门怎么能开悟！

当你进入窈冥之门之后，才知道自己这颗心有实实在在觉察动向。自己知道，我开悟了。为什么叫开悟？这个时候，一瞬间，把以后的修行路线全弄明白了。知道我应该怎么做了，所以叫做开悟。所以入门是关键环节。不懂入门，就不知道修行。只在文字上做文章，是没有用的。修炼不是研究文章的意思，而是行动。是实实在在的按照修炼方法去操作，是一门技术技巧的体现。

故知，顺逆非顺道，探原非探原，阴阳非阴阳，颠倒非颠倒。机关在耳目，亦非在耳目，能不住于色上，就能入门。

偈颂：

真意探原

探原老人探顺逆，

三昧真火非儿戏。

有人若知阴阳原，

无意有意乃真意。

第三课　土是原

第一节　戊己土

岐伯说："五行之顺，得土而化。五行之逆，得土而神。土以合之，土以成之。"

中黄、中土、中心土、归中、中央土、中原、中和、中道，以中为土，以土为中，戊己土，辰戌丑未土。"土"，在这是关键词，其含义是说中心土，即言人心之体，而不是心之用。儒家说的"中庸之道"，即喜怒哀乐之未发之际，谓之中。言，中也者，天下之大本也。讲中和，和者，天下之达道也。至中和，天地位焉，万物育焉。古人常将"土"解释为"中""中心"。

不论生克、顺逆，都要做到不偏不倚、无过无不及的适中程度，才能土以合之，土以成之。只有这样才能有所成就。

“中心土”，实际说的是人心体。不论养生还是中医，都要遵从阴阳五行理论，并将五行应用于五脏上。比如肺属金，肝属木，肾属水，心脏属火，脾胃属土。人的思想主意，也就是意识念头，亦是脾土产生。一念之正，可使“逆中有顺，死中有生”。一念之差，可使“顺中生逆，生中能死”。

总之，一切有阴阳两面，要全面地对待一切事物。在十天干“甲乙丙丁戊己庚辛壬癸”中，戊己属土，占据中位。戊为阳土，己为阴土。

“颠倒之术”关键之处，就是土的作用。把阳土颠倒过来看，变成阴土。把阴土也颠倒过来看，看成阳土。所谓探原，土是原。实相之土，变成无相之土。无相之土变成实相之土。这就是颠倒术关键之处。这就是所说的“同游无极之野”。这就是阴阳之原。

认识阴阳之原，才能知道“至道无形而有形，有形而实无形，无形藏于有形之中，有形化于无形之内”是什么状态，什么境界。

广成子告诉黄帝颠倒阴阳规律是大自然的永恒规律，是不以人的意志为转移的自然规律。所以不管它生克制化，只要按照“颠倒之术”要求的方法技巧去做，就能收到长寿的效果。

让黄帝探阴阳之原，明了中黄意土，操作极其简单。实际上，离相即可收到颠倒阴阳之果。离一切诸相，就是阴阳之原。能这样做，就是探原。

第二节　心死则身生

所谓昏默，就是心死的形相。反过来说，心死的状态，就是昏默之相。心死，死而不死；神活，活而不活。是其真谛。

岐伯曰："未也。心死则身生，死心之道，即逆之之功也。心过死则身亦不生。生心之道，又顺之之功也。顺而不顺，始成逆而不逆乎。"

死心之道，实是生心之道。"无所住，而生其心"就是这个方法技术。

所谓生心，不是顺生而是逆生。顺生心为妄，逆生心为真。有人叫"真意"。故言逆而顺之。

心死神活，不是说的心死之后，神才能活。而是心死同时神要活着。

本来是昏默状态，不是啥都不知道的状态。应该是啥都不知道、啥都知道的状态。昏昏不睡，默默无闻。清清凉凉，一体同观。寂寂静静，明明了了。无牵无挂，没有障碍。没有意念，没有烦恼。目无所视，耳无所闻，心无所想，空空如也。如同心死，心实未死。心无老死，无老死尽。心如金刚，不坏不灭。只存目光，目光之体。只存闻性，闻性之体。心死之道，活活泼泼。

“心死则身生”的心，是妄心、私心、邪心。只有杜绝了这些心，才能有健康的身体。

死心之道的重要，不可不知。

故有伯高曰：“天师教我以原者，全矣！”岐伯曰：“未也。心死则身生，死心之道，即逆之之功也。”又说：“心过死则身亦不生。生心之道，又顺之之功也。顺而不顺，始成逆而不逆乎。”

意思是说，要从逆之求顺，而不是顺之求顺。顺不能求顺，只能是逆中求顺。逆中有顺，顺中有逆，这是阴阳不变的规律。一切有为，无济于事。一切无为法亦无用处。故言“心过死则身亦不生”。

要在有为与无为之间，心死而实未死也。

第四课　命根养生

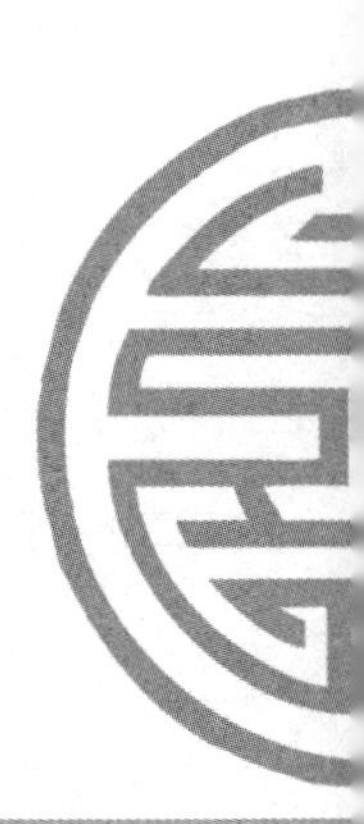

第一节　命根

在《黄帝外经》中有一篇文字“命根养生篇”。其中讲到：

父母予之也。合父母之精以生人之身，则精即人之命根也。魂魄藏于精之中。魂属阳，魄属阴。魂趋生，魄趋死。夫魂魄皆神也。凡人皆有。神内存则生，外游则死。魂最喜游，由于心之不寂也。广成子谓抱神以静者，正是抱心而同寂也。

伯高曰：夫精者，非肾中之水乎？水性主动，心之不寂者，不由于肾之水不静乎？

岐伯曰：肾水之中有真火在焉。水欲下而火欲升。此精之所以不静也。精一动而心摇摇矣。然而制精之不动，仍在心之寂也。

伯高曰：吾心寂矣。肾之精欲动，奈何？

岐伯曰：水火原相须也。无火则水不安，无水则火亦不安。制心而精动者，由于肾水之涸也。补先天之水以济心，则精不动而心易寂已。

说的是，合父母之精以生人之身，故言精即人之命根。魂魄皆从精而生。魂，是精神状态，也是“精”的外在表现形式。而魄，是血肉之躯，也是“精”的内在物质基础。必须精神和肉体合一，魂和魄兼具才能算是正常人。否则，不过行尸走肉而已。所说的形与神俱，就是这个道理。所以养生道理，精神与肉体都要兼顾到，缺一不可。

魂魄二者，起主导作用的是魂。就是我们常说的练心，古人说的修心即精神意识，必有心法。

有人说，我的心已经平静下来了，但肾精仍蠢蠢欲动，是什么原因呢？水火必须同时存在，无火则水不安，无水火亦不安，所以说水火不可缺一。应补先天之水可以济心火。出现精动而心随之摇动，这是性隐的表现。如果纵欲、梦遗、早泄，长此以往，会导致“肾水干涸”，即肾气亏损。

解决的办法：先天之水要补足，常有“戒”淫欲之说法。使肾水和心火平衡。要保持心情平静，就很容易了。这就是精不动而心易寂的道理。达到身体的阴阳平衡，如此，可保命根。这是长寿方法中的关键一法。所以把它单项列出来讲解。

偈颂：

养生说命根，
水火在人心。
阴阳欲平衡，
满身都是春。

第二节　奇恒之腑

人欲修长生之道，必知有奇恒之腑。而后可以养精气，出神入化也。

什么是奇恒之腑呢？

奇即异，恒即常。所谓奇恒之腑，即异于平常之腑。指“脑、髓、骨、脉、胆、女子胞”，平常之腑多中空囊状，内藏代谢之浊物，泻而不藏。奇恒之腑，虽然也中空囊状似腑，但其内藏阴精，藏而不泻，似腑，非腑。故称奇恒之腑。（参考《黄帝外经·奇恒篇》第二十二）

岐伯说：“世人多欲，故血耗气散，髓竭精亡。苟知藏而不泄，即返还之道也。”

不摇汝精，不劳汝形，不思虑营营，就是不泄精之道。奇恒之腑满足而不泻，即长寿之法。

第五课　颠倒术是心法

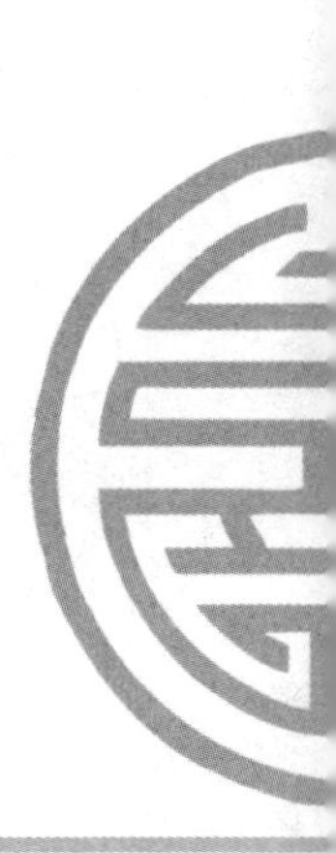

第一节　心外无法

修颠倒之术是在修心。也就是说，颠倒术不离世间法，人在世间诸法中能修颠倒术。世间法不影响颠倒术的修炼，颠倒术也不会影响世间法。虽然实相无相一体，但是见闻觉知是见闻觉知，不是眼耳鼻舌身意六根、六识、六尘。见闻觉知作世间法，把六根、六识、六尘隐藏起来，即是颠倒术。心外求颠倒术，没有颠倒术；心外求长生，没有长生。故心外求法皆是邪法外道。故言“君子终日乾乾”，所谓“天行健，君子自强不息”。有人谓之降心魔。自心魔，就是住相，相就是魔。心住外相，就叫着魔。但不可有降魔想法。有降魔想法，就是世间思虑，为妄想，这也是魔的思想。要有正确的颠倒思想为思想，才能逆之而顺也。颠倒术秘诲全部内容，只这一句话“逆之而顺”。心内无顺逆，心内无万法，心内无烦恼，心内无牵挂，心内无修行，心内无国土山河，心内无仙佛，心内也无魔。如果见顺逆，顺逆魔起。如果见万法，世间法魔起。如果见烦恼，烦恼魔起。如果有牵挂，牵挂魔起。如果见修行，修行魔起。如果见国土山河，触处即为魔乡。如果以为有仙佛，仙佛亦成魔。故言要降心魔。

树立正确思想，一切外魔皆被降服。什么思想是正确思想呢？就是“逆而顺之”的思想。颠倒术的核心，心内是法，心外非法。不住相而住全相，心体为体，为一，为不二，人常说不二法门。一切是一体，一切是一，一是一切，心体大无边际。心用不用，为颠倒术。心用而用，就是心外。心外即魔。

所谓探原，是在心中探心中阴阳之原。心体一体同观，为探阴阳之原。实无法相，所以不应有法相。心体就是法，所以不要取非法相。心知自心，可修自心，修炼自心，故言颠倒术是心法。心外无法，是其正法。正法言探阴阳之原，探顺逆之原。本有顺逆，逆之顺也，顺之逆也。自然有五行生克制化，调整天时地利和人身生命。

故知心外无法。心体即阴阳之原，即顺逆之原。

第二节　无所住无所不住

所谓“逆而顺之”，正是“应无所住，而生其心”的技巧。

“无所住”时，自然是“无所不住”，正是“逆而顺之”的写照。妙极，巧极。

“视而不见”，“听而不闻”，自心自性，体用双全。

不二亦不一，不一亦不异。见光明之时，见，不是光明。见暗之时，见，亦不是暗。见空之时，见，亦不是空。见之能是。黄帝言：“机在于目。”

第六课　再谈入门

第一节　入门方法

虽然是一个门，但入门方法很多。我说的不是很多门，只一个门，入门方法。

“逆而顺之”这个门，如何入？能不能入？看你有没有入门方法。

下面介绍两种比较简单的方法，让你快速入门。

第一种“观”字诀。第二种“闻”字诀。

先讲第一种入门法：观。

“观”：观看。用眼睛看。不看事物，不看一切实相。看什么呢？把看，看在看上。为观，为照。这叫视而不见。视，是目观而不见，是不着住一切实相上。

能见之能，在见上，谓见性。这就是“逆”，必有“心开”之感受。通过逆，生出“心开”之感受，为“顺”。故言“逆而顺之”。故言“视而不见”。读者可以试之，一试便知其奥妙。这是第一种入门法。

第二种入门法：闻。

“闻”：用耳听。听而不闻声。闻的自体，全方位，大无边界，谓闻性。耳不听声音。应该透过声音，听闻无边际的没有声音。这个没有声音也是一体大观。亦叫闻体，或闻性。知闻体者，即知闻性。亦叫做见性。这是“逆而顺之”入门的方法。知闻性时，必有“心开”的感受，心开的感受就是“顺”，故是“逆而顺之”之法。

一门深入，六根就不是六根，六根变一根，实际上一根也不是。不是六根亦不是一根，变成了一体同观的形象。

为什么会有“心开”感受呢？

因为过去不修行，在世间生活，就要接触世间一切法，就会造许多业。在业识中就会结很多结。有牵挂结、烦恼结等各种心结和身体上的病结。心开之时，就会解结。自然会有“心开”解结的感受。平常心体聚集在一起，“心开”恢复本来面貌，无边无际。

这一切都是自然发生，不是有意。六根是病，为六个病结。把这六根结解开，才有成就。当然，从六根上哪一根都有办法入门。为了学人快速入门，介绍这两种入门方法。因为“视而不见”“听而不闻”是黄帝推崇的，所以应该介绍。对于入门方法，暂讲解这些，目的是越直捷越好，理解越快越好。

偈颂：

顺逆入了门，
颠倒如有神。
能解一切结，
探原不游魂。

第二节 入三昧之门

入门就入三昧状态。三昧状态有多种说法。但自己知道是密意，外人不知。有人把三昧说成密意三昧。自己在三昧中，外人不知，叫做密意三昧。法法无住，是密意三昧。有意无意，是密意三昧。苦乐因果，是密意三昧。是恶是善，是密意三昧。无常变易，风霜雨雪，有漏无漏，邪见正见，愚痴贤智，是是非非，得得失失，鸟兽鱼虫，乱心乱行，劫夺慈行，生生死死，忽明忽暗，妄想纷飞，分男分女，饥渴饮食，资生产业，出定入定，羞辱荣枯，举足坐卧，一切动静，所有一切世间法，皆是密意三昧。

眼昧，耳昧，心昧，逆而顺之，即为正法。心在自性体上，自是三昧状态。三昧状态是指自己状态而言。

视而不见为一昧，听而不闻为一昧，无思虑营营为一昧，这为三昧。世间一切，由我见闻觉知为用。世间一切移不动我心，不随世间诱惑转移，自能绝欲而不为邪所侵，自然能守神而不为境所移，可以自由炼气而不为物所诱，自能保精而不为妖所耗。再知道服药以生津添其液，劳逸结合，节俭饮食，心不死而死，死而不死。“逆而顺之”的阴阳颠倒之术，就算会了，就算入门了。

用世间法的思想很难能理解，故会有大多数人学不会，学不懂。不要紧，需要反复阅读，多读但不要多想。先师告诉：“书读千遍，其理自明。”意思是说，多读为善。今年没懂，来年可能就懂了，甚至一下子全懂了，全开了。有的人可能几年或十几年以后才懂。

为什么会这样呢？

业习不易纠正的缘故。

过去我们的思想，一直在外边思来想去，优游惯了。一旦返回会陌生，不习惯。再加上不让心移动，会更难过。

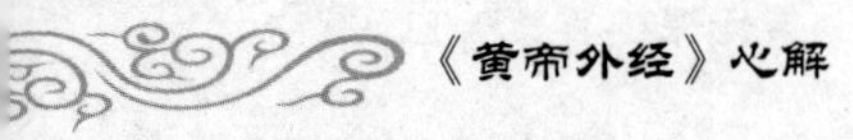

观心不动是逆而顺之的关键环节，不易做到。故难懂、难会。先师常考察弟子励志情况，就是这个道理。

第七课　开悟

第一节　见性后开悟

心开之后，知见性。见性后，知实相，谓开悟。见性也可能不开悟。因为他把心开当做一种现象看待，没有认识到它是实相。如果心开现象一出现，他立刻知道这是实相，就是开悟了。开悟后起修，才知道如何修是正确路线。所以见性不是开悟，开悟当然是见性。不见性不能开悟，所以说见性后开悟。悟什么？悟性。悟性是实相就是开悟。

心开现象，是解结现象。知道这个现象是实相，就是开悟。

开悟后，你一定知道要认住实相。断了马上接上，忘了马上找回来，离开了马上抓回来，灭了马上再把它打开。这就叫做认住实相。久久之功认住实相过程，就是开悟全过程。若再能通过开悟过程，

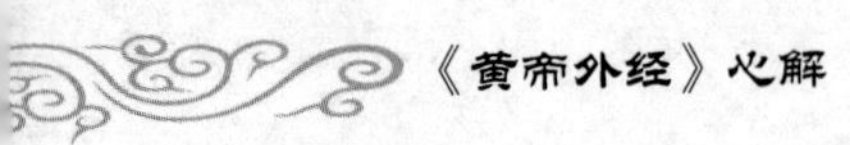

达到不断、不灭、不离、不忘的程度，就叫做圆通。所以说开悟阶段是最重要的。

“逆而顺之”就是开悟方法，谁能把“逆而顺之”这个颠倒之术弄清楚，搞明白，谁一定开悟。悟性之后，才开始修“至道”。不然谈不上修行。

以上说的，可能有人看不懂。若因为看不懂，就放下了，就不看了，就不往心里去了，这不是正确态度。应该反复阅读，反复琢磨，明白一点就操作一点，一定会有真明白的一天。明白了，你就不会放下了，你就不会离开它了，甚至还可能入迷。所以要端正态度，从心里去喜欢它。就一定会开悟。开悟之后，才知道如何做人，如何对待世间，如何对待自己。这是我们的祖先黄帝想看到的结果。黄帝对他自己的后代，寄予希望，希望他的后代都能闻“逆而顺之”颠倒术这一至道，并能参与修炼而得到应得的利益。

第二节　修 炼

开悟后，进入修炼状态，修炼阶段开始。首先应该知道，人类久远这颗心，就是自性之体，见性开悟，不在言教理解文字之中，但在以心示中。因为这是大道心法，故须开悟后才能修炼。

修炼自心，修炼自性。故知真实求法者能入“逆而顺之”之法中。不是真实想修者，不能入此法中。必须是在知见心性妙实体中，体会到妙理之人，才能无放无离，行住坐卧，身心融一，见闻觉知，根性融一。会一体同观者，才能真修实炼。这种人，才能得到口传心授身教，而入法中。这是开悟见性后之事。

一体是心，是性，是命。用见闻觉知，而不用意识。意识是妄，妄即非真。守住意识不动，就是守住实相不动。所谓修炼方法，就是这个方法。

有人以为修炼是出家人的事情，不是在家人的事情。其实法理只一个，出家在家之人心性一样，没有区别。能见性开悟，不在于出家在家。故修炼也不分出家在家。

修炼须有恒心、坚心、不变心，才能有成。开悟之人才知其难，不悟之人不知其难。因为开悟之人想修炼，要修炼，所以知道难。不悟之人不知修炼，不会修炼，所以不知道难。难不难，在自己。有恒心坚心者不难，无恒心坚心者难。有恒心坚心者不变心，无恒心坚心者会变心退道。退道者当然不能有成就。故言全在自己，不在法难，不因为其它什么理由。

修炼要求不离、不放、不断、不灭、不忘、不变初心。一般初发心都很坚决，后来遇到困难就忘掉了，心就变了。正道法相就灭了、断了。也不知再去寻找，再去抓回来。若能再找回来，再抓回来，说明开悟了，是真修炼。不然就是口头说修炼，而非真修炼。这类人不值得共语。

第八课　深层探原

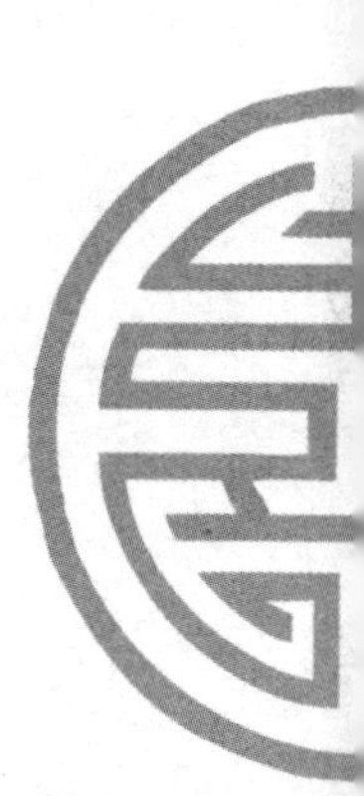

第一节　再说修炼

前边说过“实相无相”，须当面神会才能掌握。因为是“至道”，最无上之法，所以难懂难入，不可思议，是真正的稀有之法。故应该深入讲解，再说修炼。

“逆而顺之”这样词语，不是常用词语，很多人从没听说过，故懂的人甚少。根据黄帝的意思，要让大多数人都能修炼，就必须让大多数懂得、会练。所以要再说修炼。虽然再说也不一定能懂得，但也应该再说。

虽然五千年了，但是很少有人知道。需要把丢了的宝贝再找回来用上。为了再找回丢失的宝贝，反复说几遍也不算多，这不能算啰唆。

《黄帝外经》说的颠倒术入门是“逆而顺之”，

并说了很多顺逆的道理，五行生克是大自然的变化规律。阴阳不断变化是永恒不变的。故言“探原”，暗示说“心”。中央土，心土，己土，合中央土以完成“逆而顺之”的探原工作。故是最高心法，不易明白，不易学会。古人有人也说过，“难解难入”。要想让更多的人学会、明白，必须反复说不可。

这个“逆而顺之”之法，非是过去法，也应该是现代法，也应该是未来法。故这个法没有古今的分别。能站在非也不非的角度上看，能容易一些。

此法是有见有闻有觉有知亦无见无闻无觉无知，既然颠倒，就是不生不灭、无生老病死之法。

前边说自性，心法中亦可自性无性。法中必突出“颠倒”“逆而顺之”。

不可以相反，一定是“逆而顺之”。这一点不能有变化。所谓无相实相，既是显也是密。这些语言，只有开悟人能懂，大多数人不是开悟人，为了大众，应该反复述说。

“视而不见，听而不闻”，就是非有相非无相。视为色相，听为声相。就是不应色相不离色相，不应声相亦不离声相，能知道这个真常就是人的自性非自性。这个就是阴阳之原。探的就是这个阴阳之原。探原之探，就是命归于性、命归于体，体中有命，即真生命体。

重点放在自心体上，能恒常不变者，必有意想不到的好结果。这就是修炼，离开心体就不是修炼。所说的心外无法，就是这个意思。把心定在法上，用见闻觉知对待世间法，不用出定入定，本来就在定中。

为什么要当面神会呢?

对机直言直示，直捷引入其中，瞬间见性，认识实相开悟，可快速得圆通，进入修炼阶段。不然的话，可能一辈子也弄不懂。这与文化高低没有关系。文化有高低，但是一样的平等的。

第二节　探原是探性

探原是探不动心体，探自性。

活动的心体是意识，是世间用。不动心体是性，是不用。一个体，一个用。体为性，用为命。用命去探性之体，即是探原。道家说命归于性。

如果意识去认识世间事物，对世间事物给予回应，就是意识在世间，也就是心在世间。如果意识不去认识世间事物，对世间一切事物不给予回应，就是离开世间，也就是说心不在世间。这两种心法，就是世间或出世间。故探原是出世间心法。

所以心是在体上，而不是在用上。在体上，就是颠倒，就是探原，体就是原。“原”有阴阳，故言阴阳探原，顺逆探原，或叫阴阳颠倒。这个操作方法，就是“颠倒之术”。“用逆不用顺，用逆才能顺。

探原性是原，颠倒不用问。”故言金木水火土不用问，自然是生中有克，克中有生。而且要明了“逆而顺之”之逆，是总纲总领。

三昧中第一昧，“视而不见”，第二昧，“听而不闻”，第三昧，“无思虑营营”。

“视”是用目观看，“不见”是不见有一物，离开色相，不住色相。“视”是顺，“不见”是逆。故一昧有顺逆，用“逆”不用顺。故言“逆而顺之”。

“听”是顺，“不闻”是逆，故言用不闻之道，是“逆而顺之”。

“无思虑”是顺，“营营”是逆。是说你用了“无思虑”，造成的“营营”，相当于“昏昏默默”，“窈窈冥冥”，故言“逆而顺之”。

从“逆而顺之”入门，门中有原，才能探原。

“原”即性，即心体。“探”即用，即见闻觉知，故言探原就是探不动心体。这是修长生之法，是无上之法。

偈颂：

探原即探性，
顺逆原是性。
能修长生法，
心意本未动。

第九课　《黄帝外经》主要内容

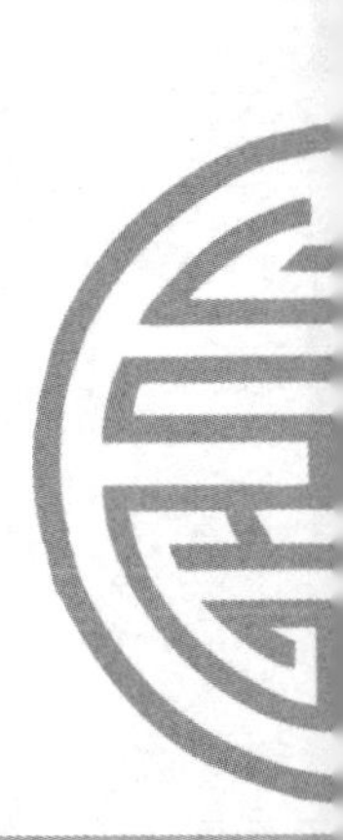

第一节 三等养生

一是身体养生，二是寿命养生，三是最上长生养生。

一是讲治病，二是讲长寿，三是讲长生。故分三等。

《黄帝外经》先说“至道”，探阴阳之原。是最上无上长生养生方法。很少有人能看懂，看会。详细讲解了养生至道是什么，又进一步讲解了颠倒之术。说明了颠倒之术即是探阴阳之原。还讲到了探原的方法，比较明了地说明了顺逆探原的“逆而顺之”的道理。这是最上无上的长生养生之法。强调了“土”的重要作用。

《外经》中“命根养生篇第五”中，伯高太师复问岐伯曰：“养生之道，可得闻乎？”

由此展开了寿命长短的讲解。解说了如何可以长寿，如何会短寿夭的道理。

阐明了“父母之精以生人之身，则精即人之命根”之理。并强调了养生重在养命根之精。故从题目可以看出养生之核心“命根养生”。

明确地说了频繁性事，包括纵欲、梦遗、早泄，长此以往会导致“肾水干涸”，即造成肾气亏损。提出了一系列的解决办法。最关键方法是“补先天之水以济心”，使肾水和火获得平衡。如此一来，要保持心情平静，就很容易了。这就是“精不动而心易寂”的道理。

《外经》从最上无上养生至道，讲到长寿方法，步步深入。又从长寿方法养生展开说人的身体会有病，各种疾病的治疗方法。从长寿养生，详细地讲解了内丹修炼，为道家内丹术理论指导打下了基础，是内丹修炼的理论源头。

对有病的人，要求积极治疗，注意营养，加强锻炼，慢慢增加体内“顺”的因素。这样就会逐步转逆为顺，转弱为强。这又叫做“逆之有生”。老子讲："福兮祸之所依，祸兮福之所伏。"儒家讲："生于忧患，死于安乐。"兵家讲："置之死地而后生。"大众也有言："久病成良医。"或言："破罐子熬过柏木梢。"

总的来说，《外经》讲述的是两个境界，两种可能。一是人类长寿法的可能性。一是出世间修成长生的可能性。所以从两个境界讲解一个道理，即"逆而顺之"的道理。

第二节　《外经》八十一篇简介

阴阳颠倒篇第一：主要讲阴阳变化在养生中如何运用。

顺逆探原篇第二：借伯高之问、岐伯之答，深入阐述生克、顺逆、生死三者之间互相依存又互相转化的关系。

回天生育篇第三：专讲不育症问题。

天人夭寿篇第四：强调尽人事可以全天命。

命根养生篇第五：养生重在养命根。

救母篇第六：专论妇科月经不调、闭经。

红铅损益篇第七：专门讨论“红铅”对人的损益。

初生微论篇第八：论述了人之初生男女生长发育的一般规律。

骨阴篇第九：讲“三骨属阴，得阴则生”。

媾精受妊篇第十：讲生男育女的道理。

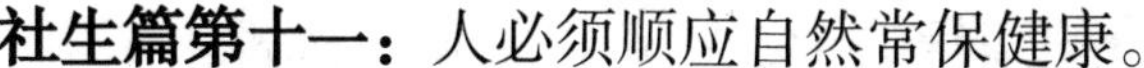

社生篇第十一：人必须顺应自然常保健康。

天厌火衰篇第十二：男女两性交合的道理。

经脉相行篇第十三：经脉联系五脏六腑、四肢百骸的道理。

经脉终始篇第十四：论述了十二经脉循行路线有起始终止部位。

经气本标篇第十五：论述十二经脉标本穴位，同时讲述了“气街”部位及其用法。

脏腑阐微篇第十六：本篇将胞胎、心包络归于脏腑之中，提出“六脏七腑”之说。

考订经脉篇第十七：对十二经脉与各脏腑器官联系的原委都做了详细说明。

包络配腑篇第十八：本篇根据心包的作用和与三焦相表里的关系，讲其配属为腑。

胆腑命名篇第十九：十一脏取决于胆。

任督死生篇第二十：任督二脉在人体的重要作用。

阴阳二跷篇第二十一：奇经八脉的阴跷脉、阳跷脉循行路线。

奇恒篇第二十二：奇恒之腑的命名和作用。

小络篇第二十三：膜原与肌膜之间的小络。

肺金篇第二十四：肺金与五脏生克制化关系，生理与病理关系。

肝木篇第二十五：以肝木为中心，说生理与病理关系。

肾水篇第二十六：以肾水为中心，说生理与病理关系。

心火篇第二十七：以心火为中心，说生理与病理关系。

脾土篇第二十八：脾土与各脏腑的生理与病理关系。

胃土篇第二十九：脾胃的关系。

包络火篇第三十：包络之火为相火，宜补不宜泻。

三焦火篇第三十一：脏腑旺而三焦旺，脏腑衰而三焦衰。

胆木篇第三十二：治胆必治肝。

膀胱水篇第三十三：膀胱通于心肾，膀胱不通，心肾不交。

大肠金篇第三十四：大肠防邪仍宜润正。

小肠火篇第三十五：有升降开合，既济之道。

命门真火篇第三十六：命门居两肾之间。

命门经主篇第三十七：命门为十二经之主，即生命之门。

五行生克篇第三十八：五行生克制化的道理。

小心真主篇第三十九：小心亦指命门。

水不克火篇第四十：水克有形之火，而生无形之水。

三关升降篇第四十一：玉枕、夹脊、尾闾为三关。升降是真气运行形式。五脏六腑、十二经脉通达，身体健康，可达长寿之效果。

表微篇第四十二：阴阳互根的道理。

呼吸篇第四十三：呼应天而吸应地，呼吸自然与天地相合。

脉动篇第四十四：气口脉在诊断上应用。

瞳子散大篇第四十五：瞳子指瞳孔中的黑子，肾之主。肾衰水亏，虚火上炎，瞳孔暗淡无光。

诊原篇第四十六：诊原法的意义及方法。

精气引血篇第四十七：补精是治疗九窍出血的方法。

天人一气篇第四十八：强调天人合一对中医诊治的重要性。

地气合人篇第四十九：地气与人相应关系。

三才并论篇第五十：天、地、人三才综合运用。

五运六气离合篇第五十一：五运六气不能分离。

六气分门篇第五十二：六气可以单独分门。

六气独胜篇第五十三：天蓬、地玄，宜顺不宜逆。

三合篇第五十四：天地人三合，内外三合。

四时六气异同篇第五十五：四时六气异同皆归一。

司天在泉分合篇第五十六：合天地以论之，才是善言天地者。

从化篇第五十七：不正常的相克现象。

冬夏火热篇第五十八：治疗郁症热疾、

暑火二气篇第五十九：暑与火不并论。

阴阳上下篇第六十：阴阳上下运转。

营卫交重篇第六十一：营气和卫气相互联系。

五脏互根篇第六十二：脏腑互为表里，五行关系。

八风固本篇第六十三：春夏秋冬和东南西北之风为八风，风寒暑湿燥火为六气。

八风命名篇第六十四：和风、薰风、热风、温风、商风、凉风、寒风、阴风。

太乙篇第六十五：以太乙占病，病不在太乙。

亲阳亲阴篇六十六：阳邪入风腑，阴邪入脐。

异传篇第六十七：人有死期可确定。

伤寒知变篇第六十八：治伤寒。

伤寒同异篇第六十九：论伤寒。

风寒殊异篇第七十：风与寒殊。

阴寒格阳篇第七十一：阳折阴折从治之法。

春温似疫篇第七十二：温似疫症，不可谓温即是疫。

补泻阴阳篇第七十三：不可呆补，应寻其原补气血。

善养篇第七十四：顺应四时养生保健。

亡阳亡阴篇第七十五：补肾中水火之虚。阳虚补火以生水，阴虚补水以制火，可免两亡。

昼夜轻重篇第七十六： 昼夜轻重自己可分别。

解阳解阴篇第七十七： 阴阳病消除的规律。

真假疑似篇第七十八： 对真假难辨之症进行分析。

从逆窥源篇第七十九： 从疾病的顺与逆来窥探其根源之所在。

移寒篇第八十： 五脏受寒邪，脏虚不能承受而转移到其它脏腑。

寒热疏肝篇第八十一： 疏肝解郁。

第十课　长寿养生说

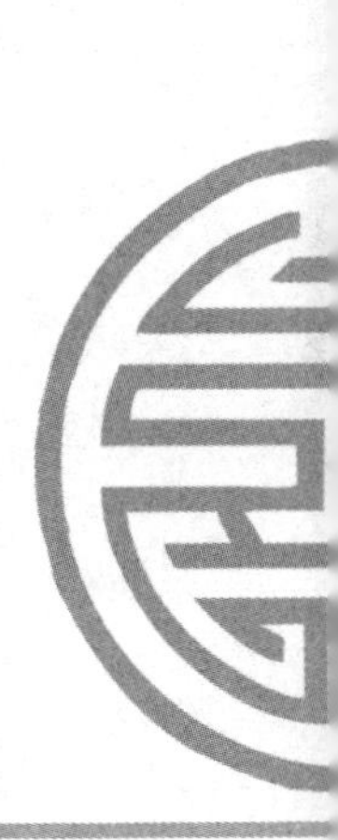

第一节　养生之道

《黄帝外经》有八十一篇文字。“命根养生篇”，是第五篇文字。从命题上看，说的是养生在命根。

这篇文字阐明“合父母之精以生人之身，则精即人之命根”。说养生重在命根之精。

原文如下：

伯高太师复问岐伯曰：养生之道，可得闻乎？

岐伯曰：愚何足以知之。

伯高再问。岐伯曰：人生天地之中，不能与天地并久者，不体天地之道也。天赐人以长生之命，地赐人以长生之根。天地赐人以命根者，父母予之也。合父母之精以生人之身，则精即人之命根也。魂魄藏于精之中，魂属阳，魄属阴。魂趋生，魄趋死。夫魂魄之道皆神也，凡人皆有。神内存则生，外游则死。魂最善游，由于心之不寂也。广成子谓抱神以静者，正抱心而同寂也。

伯高曰：夫精者，非肾中之水乎？水性主动，心之不寂者，不由于肾之不静乎？

岐伯曰：肾水之中有真火在焉。水欲下而火欲升，此精之所以不静也，精一动而心摇摇矣。然而制精之不动，仍在心之寂也。

伯高曰：吾心寂矣。肾之精欲动，奈何？

岐伯曰：水火原相须也，无火则水不安，无水则火亦不安。制心而精动者，由于肾水之涸也。补先天之水以济心，则精不动而心易寂矣。

以上短短一篇文字，把心动精摇的原因说清楚了。解决的方法还是在“心之寂”也。

养生第一件事就是保护命根，看来这是第一重要的事情。要解决性欲方面问题，在自己心戒，下决心，可以解决。

《黄帝外经》中“天人寿夭篇第四”，从命题上看，从天和人两方面阐明寿命长短的关系。说“寿夭定于天，挽回天命者人也”。强调尽人事可以全天命。

原文如下：

伯高太师问岐伯曰：余闻形有缓急，气有盛衰，骨有大小，肉有坚脆，皮有厚薄，可分寿夭，然乎？

岐伯曰：人有形则有气，有气则有骨，有骨则有肉，有肉则有皮。形必与气相合也，皮必与肉相称也，气血经络必与形相配也，形充而皮肤缓者寿。形充而皮肤急者夭。形充而脉坚大者，气血之顺也，顺则寿。形充而脉小弱者，气血之衰也，衰则危。形充而颧不起者，肉胜于骨也，骨大则寿，骨小则夭。形充而大，肉坚有分理者，皮胜于肉也，肉疏则夭，肉坚则寿。形充而大，肉无分理者，皮仅包乎肉也，肉厚寿，肉脆夭。此天生，人不可强也。故见则定人寿夭，即可测人生死矣。

少师问曰：诚若师言，人之寿夭天定之矣，无豫于人乎？

岐伯曰：寿夭定于天，挽回天命者，人也。寿夭听于天，戕贼其形骸，泻泄其精髓，耗散其气血，不必至天数而先夭者，天不任咎也。

少师曰：天可回乎？

岐伯曰：天不可回，而天可节也。节天之有余，补人之不足，不亦善全其天命乎。

伯高太师闻之曰：岐天师真善言天也。世人贼天之不足，乌能留人之有余哉。

少师曰：伯高非知在人之夭者乎。在天之夭难回也。在人之夭易延也。吾亦修吾之夭，以全天命乎。

从这篇短文看到的是“从形体上看寿夭”，是中医四诊原则：望、闻、问、切。古人说，凡是形充、气顺、骨大、肉坚、皮厚者长寿；反之，形急、气衰、骨小、肉脆、皮薄者短寿。强调“修吾之夭，以全天命”。即通过修养、锻炼，可以在很大程度上“全其天命”。可以参阅《内经素问·上古天真论第一》和《灵枢·天年第五十四》。这都是养生指导理论。

还用岐伯说的话来结束这一节。

岐伯曰：“逆而顺之，必先顺而逆之。绝欲而毋为邪所侵也，守神而毋为境所移也，练气而毋为物所诱也，保精而毋为妖所耗也。服药饵以生其津，慎吐纳以添其液，慎劳逸以安其髓，节饮食以益其气，其庶几乎？”

长寿之法，不要忘记“至道之精，窈窈冥冥，至道之极，昏昏默默”这个状态。“窈窈”是说什么都知道，什么都不知道。虽然不知道，但是清醒。“冥冥”是说有无一体，不分不离，如冥冥之中，似有梦似无梦。“昏昏”欲睡而没睡，“默默”是不声响，静守自家之神。这样状态应该经常进入，调整心神与身体关系。

第二节　善于养生

《黄帝外经》中有一篇文字，“善养篇第七十四”专门讲善于养生。论述了如何养生保健，顺应四时，协调阴阳以善待自己，达到长寿、尽终天年的目的。对我们后世养生人的养生保健具有指导作用。

原文如下：

雷公问于岐伯曰：春三月，谓之发陈；夏三月，谓之蕃秀；秋三月，谓之荣平；冬三月，谓之闭藏；天详载《四气调神大论》中，然调四时则病不生，不调四时则病必作。所谓调四时者，调阴阳之时令乎？抑调人身阴阳之气乎？愿晰言之。

岐伯曰：明乎哉问也。调阴阳之气在人不在时也。春三月，调木气也，调木气者，顺肝气也。夏三月，调火气也，调火气者，顺心气也。秋三月，调金气也，调金气者，顺肺气。冬三月，调水气也，调水气者，顺肾气也。肝气不顺，逆春气矣，少阳之病应之。心气不顺，逆夏气矣，太阳之病

应之。肺气不顺，逆秋之气，太阴之病应之。肾气不顺，逆冬气矣，少阴之病应之。四时之气可不调乎？调之实难，以阴阳之气不易调也，故人多病耳。

雷公曰：人即病矣，何治疗之？

岐伯曰：人以胃气为本，四时失调，致生疾病，仍调其胃气而已。胃调脾自调矣。脾调而肝心肺肾无不顺矣。

雷公曰：先时以养阴阳。又何可不讲乎？

岐伯曰：阳根于阴，阴根于阳。养阳则取之阴也，养阴则取之阳也。以阳养阴，以阴养阳，贵养之于豫也，何邪能干乎。闭目塞兑，内观心肾，养阳则漱津送入心也。养阴则漱津送入肾也。无他异法也。

雷公曰：善。

天老问曰：阴阳不违背而人无病，养阳养阴之法，止调心肾乎？

岐伯曰：《内经》一书，皆养阳养阴之法也。

天老曰：阴阳之变迁不常，养阴养阳之法，又焉可执哉？

岐伯曰：公言何善乎。奇恒之病，必用奇恒之法疗之。

豫调心肾，养阴阳于无病时也。然而病急不可缓，病缓不可急，亦视病如何耳。故不宜汗而不汗，所以养阳也；宜汗而急汗之，亦所以养阳也。不宜下而不下，所以养阴也；宜下而大下之，亦所以养阴也。岂养阳养阴，专尚补而不尚攻乎？用攻于补之中，正善于攻也；用补于攻之内，正善于补也，攻补兼施，养阳而不损于阴，养阴而不损于阳，庶几善于养阴阳者乎。

天老曰：善。

（注：发陈：发为发散，发生。陈为陈布，敷陈。就是推陈出新的意思。蕃秀：蕃为茂盛，秀为华丽。茂盛而华丽。荣平：容盛平成。秋天万物丰收的季节。闭藏：冬季万物收敛闭合，贮藏物资。抑：还是。晰：明白。豫：预。兑：洞。内观：内视。漱津：口腔分泌物。止：只。奇恒：异常。）

第十一课　长命百岁

第一节　活百岁能达到

有人说:“俭于目养神,俭于听养精,俭于言养气,俭于事养心，俭于心出生死。”

可见耳目口三宝有多么重要。

俭是勤俭，少用，或不用，俭省。

《参同契》有言：“耳目口三宝，闭塞勿发扬。”闭上眼睛，闭上嘴，用手指堵上耳朵，进入窈冥状态，昏默片刻，即探阴阳之原。每天辰戌丑未时可修炼。心土和四季土，即阴阳土，如是，即为四时修炼养生之法。

《易经》有言：“君子终日乾乾。”

乾，八卦中的一个卦名，乾卦。乾为天，卦象“☰”，乾乾卦象“䷀”，上卦乾，下卦乾，上下都是乾。意思是上下都是天。这句话的意思，就是“君子”整日在“上下都是天”的状态里。这就是阴阳互根的意思。一般人不知道这个道理。只有“老修行”明白。

“八段锦”有言：“昂首观天安五脏。”

《阴符经》有言：“观天之道，执天之行，尽矣。”说的都是“观天”之行。把心放在“上下天上”，这是阴阳之原。这叫“普照”。没有外，只有内，亦叫“回光返照”。这样的境界只有修炼之人知道。

结合“耳目口三宝，闭塞勿发扬”，形成完整修炼体系，很轻松达到百岁。先闭塞耳目口片刻，再观天片刻。反复多次这样做，就是黄帝说的“颠倒之术”。

这样养生密法，谁都不公开说。是因为以此“养道”用。一直用在“养道”上的密法，没有人知道。《外经》出现于世，这样的秘法才得重见天日。

辰戌丑未，四个时辰对应着春夏秋冬四季，这样就无病苦了。有病可治病，无病强身，延年益寿。

偈颂：

精气神

用意不用力，
营卫混元气，
至终无病苦，
长寿若儿戏。

探 原

阴阳本互根，
全在我一心，
善探阴阳原，
老年返青春。

止心一处

止心定力深，
一真一切真。
世法不能移，
百岁在命根。

挽天命

清净药一味，
轻松活百岁。
节约精气神，
天命增百倍。

第二节　奇恒与营卫

《黄帝内经》《黄帝外经》，是五千年以前留下的文化遗产，靠我们后代来传承。《外经》中有一篇很重要的文字，“奇恒篇第二十二”。

原文如下：

奢龙问于岐伯曰：奇恒之腑，与五脏并主藏精，皆可名脏乎？

岐伯曰：然。

奢龙曰：脑、髓、骨、脉、胆、女子胞，既谓奇恒之腑，不宜又名脏矣？

岐伯曰：腑谓脏者，以其能藏阴也。阴者即肾中之真水也。真水者肾精也。精中有气，而脑、髓、骨、脉、胆、女子胞，皆能藏之，故可名腑，亦可名脏也。

奢龙曰：修真之士，何必留心于此乎？

岐伯曰：人欲长生，必知斯六义，而复可以养精气，结圣胎者也。

奢龙曰：女子有胞以结胎，男子无胞何以结之？

岐伯曰：女孕男不妊，故胞属之女子，而男子未尝无胞也。男子有胞而后可养胎息，故修真之士，必知斯六者。至要者，则脑与胞也。脑为泥丸，即上丹田也；胞为神室，即下丹田也。骨藏髓，脉藏血，髓藏气，脑藏精。气血精髓，尽升泥丸。下降与舌，由舌下华池，由华池下廉泉、玉英，通于胆，下贯神室。世人多欲，故血耗气散，髓皆精亡也。苟知藏而不泄，即返还之道也。

奢龙曰：六者宜藏，何道而使之能藏乎？

岐伯曰：广成子有言，毋摇精，毋劳形，毋思虑营营，非不泄之谓乎？

奢龙曰：命之矣。

这是一篇很重要的养生理论，应该读懂，顺黄帝老祖的旨意去做，才是传承文化。下一篇文字，“营卫交重篇第六十一”也很重要。

原文如下：

雷公问曰：阳气生于卫气，阴气出于营气。阴主死，阳主生。阳气重于阴气，宜卫气重于营气矣。

岐伯曰：营卫交重也。

雷公曰：请问交重之旨。

岐伯曰：宗气积于上焦，营气出于中焦，卫气出于下焦。盖有天，有阳气，有阴气，人禀天地之二气，亦有阴阳。卫气即阳气也，由下焦至中焦，以升于上焦，从阴出阳也。营气即阴气也，由中焦至上焦，以降于下焦，从阳入阴也。二气并重，交相上下，交相出入，交相升降，而后能生气于无穷也。

雷公曰：阴阳不可离，予既已知之矣，但阴气难升者谓何？

岐伯曰：阴气精专，必随宗气以同行于经隧之始于手太阴肺经太渊穴，而行于手阳明大肠经、足阳明胃经、足太阴脾经、手少阴心经、手太阳小肠经、足太阳膀胱经、足少阴肾经、手厥阴心包经、手少阴三焦经、足少阳胆经、足厥阴肝经，而又始于手太阴肺经。盖阴在内，不在外。阴主守内，不主卫外。纡折而若难升，实无咎之不升也。故营卫二气，人身并重，未可重卫轻营也。

雷公曰：善。

（注: 宗气: 为胸中之气。宗气积聚之处，为气海。又称“膻中”，宗气走息道以行呼吸，贯心脉以行气血。精专：精为专一。纡折：曲折之意。）

这两篇短文能让你想到什么？是不是光凭说没有用？需要实际应用，得到利益才有用？重实际应用而不重说，才是正确态度。

第十二课　修真

第一节　修真之士

真对假而言，有假必有真。能分真假者，才能去修真。假真真实在，假是路过村。过眼都是假，只我才是真。只我亦空有，本是竖起心。我心是太极，两仪分阴阳。阴阳互根体，体用亦能分。体是性命体，性命本互根。性本不离命，命用彰显真。阳说性是假，阴言性是真。性命本一体，永远不离分。人常言性命，性命本属阴。只有修真者，不把当做阴。阴言是假相，性命才是真。修真修性命，性命无边际。无形亦无相，如同一大身。大身本空相，冥灵本不昏。广成说昏默，探原去探根。阴阳颠倒术，昏默实不昏。窈窈冥冥者，探明假和真。人身本是假，愚人说是真。百年身不在，只剩不死心。人死心不死，才知心是真。真心本无意，无意为真心。有知真心者，知者能修真。身心两不忘，即是一天尊。常言身是假，又言心是真。修心如何修？怎样去修真？视而无所见，听耳无所闻。心止无思虑，一体大乾坤。乾坤本假法，阴阳变成真。阴阳无阴阳，只有阴阳根。阴阳返无极，无极乃是真。无极即性命，一体不能分。众生无量尽，心体亦不分。统为一体者，万众乃一心。一心非一心，亦非不是心。修真不住假，住假不修真。首先去确认，辨清假与真。能认真和假，认住这个真。认住实相体，这就叫修真。烦恼已解脱，剩颗干净心。心净身也静，假人成真人。真人无实体，无体是真身。无体是实体，愚者不能知。本来圆陀陀，形容光灼灼。大道本不二，色空本相合。真人空是色，空即实相德。君子天行健，降尽世间魔。一切变成一，一体即降魔。无魔真静净，动明自相合。静极而生动，净极而生明。动明是一体，三把万物生。万物即实相，实相亦是空。空实本不二，不二为真空。真空本不空，不空才成功。空了即成假，不空才是真。关键在认住，认住是修真。岐伯说保精，精为人命根。心动名摇摇，摇摇伤命根。伤命根者夭，保命根者寿。能养精气者，自可结圣胎。世人多淫欲，血气任耗散。不知宜不泄，髓竭精也亡。修真有奇恒，勤习得长生。真气运行路，任督小周天。耗散血气精，如何得长生。若体天之道，自然得长生。为了修成真，不要离开心。心外没有法，心外亦无真。心外都是假，只心才是真。嘴说没有用，真修才是功。

偈颂：

修真之士颠倒术，
探其原而守其神。
探明养生真规律，
精固神全做真人。

第二节 修真明指

中国历史诸多修真之士，他们都知道正确的修炼方法。同时，他们也知道是可以达到长生的。正如老子说："凝聚住肉体与魂魄之元神的生命，就可以长久地生存下去。"用白话说，就是能够尽其天年。这个天年，指人正常的寿命。

修真的人认为，人的天年为一百二十岁到二百四十岁。这与现代科学观点完全相符。方法运用对了，将生命延长下去，长生久视，肉体成仙，做一个世间的"活神仙"，活上百多岁的"老神仙"。庄子曾说："千岁厌世，去而上仙。"能达到这种境界，要保持积极进取的人生观。乐生，尊生，贵生，对现实生活充满乐观的信心。同时修炼正法可以达到"享尽天年"的目的。所说的尽其天年，不是听天由命，而是积极地按照正法修炼。《龟甲文》说：“我命在我不在天，还丹成金亿万年。”《西升经·我命章》说：“我命在我，不属天地，我不视不听不知，神不出身，与道同久。吾与天地分一气而活，自守根本也。”从古人留下的文化可以看到古人“勤而习之”之风。所以长生久视的关键不在外界，而在于自己的努力。只要善修养生之道，安神固己形体，一定能长生久视。

常在古籍中看见“返本还原”一词。说的是修炼方法，是两个层次的方法。一是“返还”自然的方法，一是“返还自然的自然”方法。返还自然的方法就是“颠倒术”中的“逆而顺之”方法。“返还自然的自然”方法，是保精结圣胎的方法。一是内心功夫，一是自身功夫。一是“无所住”功夫，一是“止心住一处”功夫。

什么是“无所住”功夫？

眼睛虽然能视外物，但是不应住着在事物上，眼睛没有住在哪个事物上，只在自己目光之体上。目光之体大无边际，无所住处而且无所不住。这样一个境界，叫“无所住”境界，这样的修行方法，叫做“返还自然”的方法。

什么是“止心住一处”的功夫呢?

就是把心停止在一个地方不动，久久之功，修成静定状态。有止心呼吸法，有数息法，有胎息法，有意守上丹田法，有意守中丹田法，有意守下丹田法，等等方法，不胜枚举。

《外经》中，岐伯曰：“人欲长生，必知斯六义，而后可以养精气，结圣胎者也。”又说:“故修真之士，必知斯六者。至要者，则脑与胞也。脑为泥丸，即上丹田也；胞为神室，即下丹田也。骨藏髓，脉藏血，髓藏气，脑藏精。气血精髓，尽升泥丸。下降与舌，由舌下华池，由华池下廉泉、玉英，通于胆，下贯神室。”

接着说:“世人多欲，故血耗气散，髓竭精亡也。苟知藏而不泄，即返还之道也。”又说:“广成子有言，毋摇精，毋劳形，毋思虑营营，非不泄之谓乎?”

说得多么清楚，“藏而不泄，即返还之道也。”古时庄子曾说：“我守一处其和，故我修身千二百岁矣，吾形未尝衰。”

千百年来，古代修真之士，一直把精气神视为三宝，提出“炼精化气，炼气化神，炼神还虚，炼虚合道”的修炼方法。《金丹大要·上药篇》云：“精气神，三物相感，顺则成人，逆则成丹。”

何为顺？

一生二，二生三，三生万物，故虚化神，神化气，气化精，精化形，形乃成人。

何为逆？

万物为三，三归二，二归一。知道止理法者，才能守自形体，养形炼真精，积精化真气，炼真气以合见闻觉知之神，才能炼神还虚，炼虚合道。

所以，“逆而顺之”是关键方法。

不论“返还自然”，还是“返还自然的自然”，都是“返还”，都是“逆而顺之”方法，都是“是身非身，是心非心，一相合相，阴阳之原，炼虚合道”之法。

阴阳之原，即老子说的大道之相。

能操作“合道”者，即会探阴阳之原，知阴阳顺逆者，即会操作“逆而顺之”颠倒之术。

偈颂：

《黄帝外经》颠倒术，
逆而顺之无所住。
阴阳探原道是原，
长生久视修行路。

第十三课　对病者说

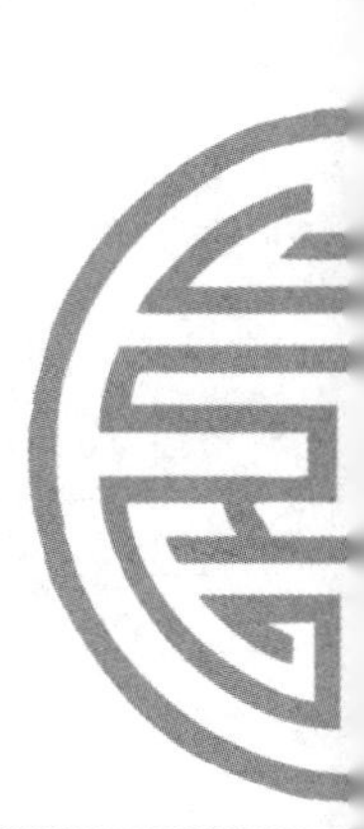

第一节　积极治疗

《外经》从修炼颠倒术开始讲起，也就是从修炼颠倒术展开全文。以养生为主线，讲了很多医学道理和治疗方法。可以看出，治疗疾病的讲述，是为了说明养生的原理，人的生理、病理和治疗原理。不论《内经》和《外经》，几千年以来，一直被中医推崇为医学指导。

对治病是两方面的教诲。一方面，病者本人对自己疾病的态度，应该是积极治疗。主要说的是病者本人对自身病的态度，应该马上去看医生，不要讳疾忌医。配合医生把自己的病治好，对得起父母给自己的生命。不然，怎么能够享尽天年呢？也辜负了黄帝的一片苦心。真的辜负黄帝老祖对我们后代的真挚关爱。另一方面，医生对病者应该积极努力治疗。主要是对医生讲述生理、病理和治病原则与方法。大篇幅都是治疗技巧。所以是对医生的要求，亦是对修真之士的要求，古时有许多医生修真。有一事无成者，也有大成就者。

修真修性命，性命本不二。所谓性命双修，是说给盲修瞎练者听的。不需要争论，只要发现就知道“探原”是不是“探原”，发现了“阴阳之原”，就是开悟了。

当发现“阴阳之原”后，就会知道这是“心体”，“自性”，“阴阳之体”。“无形无相而有形有相”，“是心非心”，老子说的“大道”。才知道“阴阳颠倒”是自然规律。

所谓“三昧”，是“逆而顺之”之状态。“视而不见”，“听而不闻”，“无思虑营营”为三昧。实际上三昧非三昧，只是“一”。“非一非六”，“不一不异”，能懂“一切是一”即为三昧。因为不见“道”，不能知道三昧是何物。有人猜谜说是“身口意”。说身口意的人不懂三昧无始无终。故言不可猜谜，不要误导众生，罪过无人替代。老子言“道”，需见道，得道，成道。见在见上，用在不用上，能在不能上，离一切诸相，离相者即是三昧。即“探原”，“颠倒术”，“认住实相”，“见道”，“见性”，“归命”，“一定一切定”，“无古无今”，“无变异相”，“无盛衰相”，“无生无灭”，“无取无舍”，“无真无妄”，“无修无证”，“法相非法相”，“不思议自性体”，“业识无相真实相”。这么多说法，说的全是一个东西。

“一即一切”是智慧，是探原，是“逆而顺之”，是“长生之法”。

第二节　先顺后逆

“逆而顺之”必须先顺后逆。

顺，是用世间法顺入，入于“逆”境之中。变成“逆而顺之”。故言先顺后逆。

若会意者，必无入无出，无内无外，回光返照非回光返照。虽言光是“原”，但光而无光，无光是光。不明不暗，不黑不白，净静不动，是为阴阳之原。会探原，即治病。

故知探原，是修炼，也是治病。修真与治病一体不分。迷信无用，信与不信有什么用？能操作，有技巧，有成果，得利益才是有用。真心去操作，一定有结果。只是信与不信，丝毫无用。

顺逆之道，就是阴阳之道。阴阳之道，就是互根互变之道。互根互变之道，就是平衡之道。平衡之道，就是还原之道。还原之道，就是回归自然之道。回归自然之道，就是得道成道之道。

其实，就是不给眼睛任何尘相条件，不给耳朵任何声音条件，不给心理任何思考条件，成就恢复本来面貌的状态，即为解结。就是回归自然，就是得道成道之法。

这个法，叫“阴阳颠倒”之法，“顺逆探原”之法，“顺而逆之，逆而顺之”之法。自然是窈冥状态，昏默状态。自然是“视而不见，听而不闻，无思虑营营”状态，“无视无听，抱神以静”状态。

窈冥状态中有见闻觉知，昏默状态中有见闻觉知，视听之中有见闻觉知。故言窈冥中有神，昏默中有神，视听中有神。故有黄帝下旨：“载之《外经》，传示臣工，使共闻至道，同游于无极之野也。”

《外经》和《内经》一样，用“阴阳”之说贯穿全书。主要讲解“阴阳”在养生和医疗中的实际应用和它的作用。对当代的养生和医疗都有指导意义。

很多人都知道“无极生有极，有极生太极，太极分阴阳，阴阳生形意”。有形有意往回返，也就是“探原”。由探原之意，返还到阴阳。知阴阳懂太极。从太极返还到有太极，有阴阳谓之有极。从有极返还到有无极。这叫“逆而顺之”，达到无极之野。故黄帝下旨“同游无极之野也”。

有人把“有极”描绘成“太素”。在没有太极阴阳之前，据说是一片混沌状态。由混沌分清阴阳而有世界。这些高科技问题，需等待高科技验证，而不是假想猜测，更不是弄很多数字去推理测定。

黄帝说的“太极之阴阳，无极之野”是养生一种状态，人类本身自然本能，不是说宇宙大自然。说的是人生存在大自然中间，和大自然是一体的，必然随着大自然的变化而变化，必须顺应大自然。人生于天地之间，必然是天人合一。故讲天人合一的道理。不管养生，还是治病，要联系天地阴阳五行，大处着眼，小处着手，彻底解决问题。故《黄帝阴符经》中言“机在于目”。故有“视而不见”和“无视无听”之说。从最基本的本能入手，达到“至道”了手。

第十四课　发　现

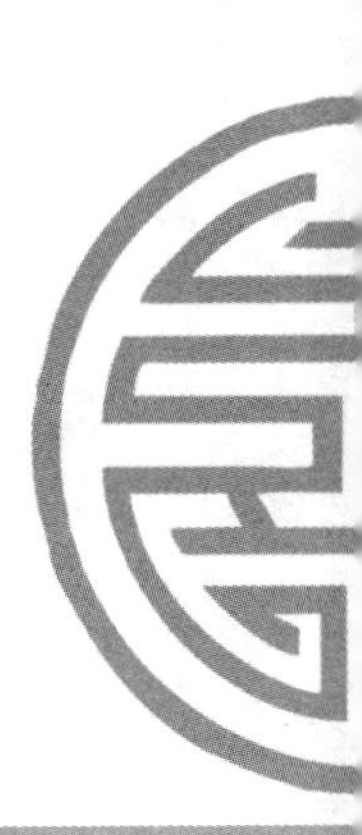

第一节　六根互用

人们只知用六根，而不知不用六根。

古人常说“日用而不知”。六根之用，习以为常，或言熟视无睹。眼见耳闻鼻嗅舌尝身触意法，故言色声香味触法。眼见色相，耳闻声相，鼻嗅香相，舌尝味相，身知触相，意动法相，这谓六尘相。是因为见闻觉而知的，所以叫发现。人们习惯发现“有”，而不习惯去见到“无”。见到“无”也不知“无”。从来没把“无”当成“有无”。认为“无”就是没有。不知道“没有”也是有“没有”。

有六根，有六尘，才有六识。六识才能发现一切，故言生命的发现。六识中见闻觉知不动，能知。故广成子说“有神也”。

虽然这都是启蒙知识，但是现在说出来似觉深刻。世间有六尘，六根有六识，即眼识、耳识、鼻识、舌识、身识、意识，故能识六尘。即色尘、声尘、香尘、味尘、触尘、法尘。色声香味触法是由识发现的，是由知确定的。故知“识”即是业，名称业识。人们知道业识一直在动，在造业，不知业识能不动，可以不造业。自心整日东游西逛，南北不停，心猿意马，这里那里。故把这种现象说成生灭。

平常人心用而不知，以为自然是这样。从没有让自己的心停止过，静止过。更不知如何静止，静止有什么用？根据上面说的心动为生，心止为灭。烦恼心是生灭心造成的，心止即可解脱烦恼。解脱烦恼即可从心理上调整身体的阴阳平衡。从心理调整身体，过渡到生理上的调整身体，故言不失为养生的一个好方法。因为心止不造业，就不会有不好的情绪产生，就不会有危险。不好的情绪，会让人有病，会让人没命。情绪过激，都是不好的情绪，都是烦恼，所以是影响享尽天年的障碍。故有“慎汝内，闭汝外，多知为败”的教诲。

六根因为有“意”参与，所以叫识。所以意识是核心，如同国王一样，它说了算。情绪的好坏，是意识心造成的。应该控制好意识心，不让它掀起情绪大浪，没有烦恼，也就静下来了，没有情绪，就不会从情绪上伤害身体了。这是在为享尽天年创造条件。

因此，提出应该调整自心。

黄帝说出一个办法，专注两肾之间。讲解了身体会产生的变化效果。这样把心调服到不让它动它就不动、让它动它才动的效果。虽然这是养生启蒙，是在打基础，但是也是必须要做到的程序。既然是程序，就必须经过，也是必须懂得的道理。能懂这个道理，才能懂不执着的道理。什么叫不执着？就是放下专注处，呈虚空状态。把心定在虚空里，这叫做炼虚合道。进入“无所住，无所不住”境界。心能停止在这里叫做“定成”。

偈颂：

启蒙治心一处，
入门应无所住。
能懂不执着道，
才能无咎无误。

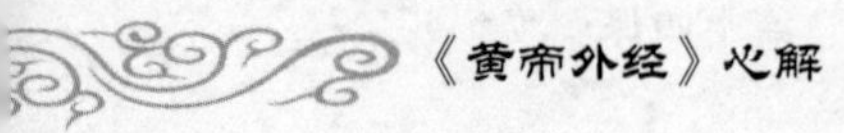

第二节　发现什么？

用“视而不见，听而不闻，无思虑营营”的眼耳意工具，用“逆而顺之”的方法技巧，深入“阴阳之原”处，亲身感受一下“原”的威力，才能发现“原”的形相特点。只有这样，才能做“探原”。

发现了“原”，才能说明“原”。“原”是什么样的形相，有什么作用，等等，一系列问题一下子都清楚了。故会联想到很多与“原”相同的形相。

眼能视，耳能听，鼻能嗅，舌能尝，身能触，意能识。故常言眼视、耳听、鼻嗅、舌尝、身触、意识。这是基本修炼工具。要充分利用这些工具，展开“探原”工作。不是口头上的“探原”，而是脚踏实地真去“探原”，才能“探”到“原”。只心想、口说是没有用的。真实地利用这些方法，按照要领一丝不苟地去做，才能达到目的。修炼是实事求是的事，不能自欺欺人。自欺欺人危害自己，也危害他人。

能“探原”，才能发现“原”。第一步应该是会“探原”，才能“探原”。故应先学会“探原”，而后再去“探原”。都是技术技巧，实际操作的方法要求，不是理论。虽然形成文字是理论，但应该跳出文字去实际操作。要“探原”，就要深入到其中。能深入到“原”中去，才能“探原”，才能真正发现“原”。

我先发现心体。这个时候，我知道广成子说的“原”，老子说的“道”，都是“心体”，而且他们都是发现了之后才给予命名。而且他们发现之后才说出来“心体”的发现方法。故发现方法也是发现。

我在“无住”的状态下，发现了“生其心”的心体。发现心体才认识心体实相。心体即“性”，即“道”，即“原”，我管它叫“这个”。我认住了“心体”，自知见性、见道、见原。性体、道体、原体本来是我心体。

故言：“我守其一，以处其和”。同时发现“心体”“无形而有形，有形而实无形，无形藏于有形之中，有形化于无形之内”，见闻觉知在其中，精神本在一起，一体不分。乾坤在其中，男女在其中，阴阳在其中，顺逆在其中，无生无死，我身在其中，我命在其中，我如是探原。

偈颂：

探 原

我说这个心体道体，
阴阳本原正是自己。
回光返照大无边际，
窈冥之中昏默无语。

第十五课　启蒙知识

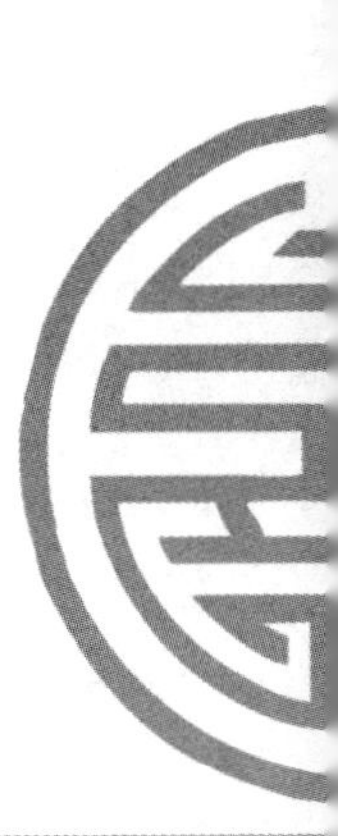

第一节　专注一处

为了降伏其心，让自心停止不动，可以采取专注一处的方法。随便专注哪一处，都可以成就其法门，都能取得静心止心的效果。道家有意守丹田法，就是专注丹田这一处。心停止在丹田这里不动，进入静定状态。功夫一久，就有定力。所有这些法门，目的都是达到“止心”效果，最后炼成“定力”，解脱世间烦恼。

用“治心一处”的修炼方法，让人们知道，心不动，有很多方法。随便意守哪一处，都可以进入静定状态。

鼻孔呼吸，应当专注于鼻孔周围或上唇，在最明显之处观察鼻息呼气和吸气的接触点，若能够专注呼吸大约一小时，你应在进气和出气接触点处，观察觉知它的长短。

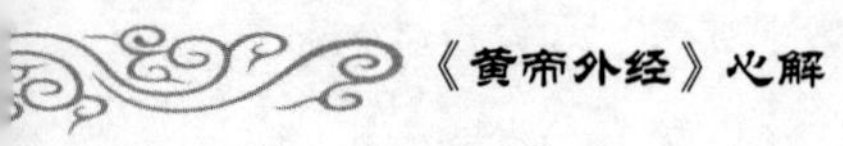

在此，长短是指时间长短，不要刻意把呼吸弄长弄短，且让呼吸自然。你若能够专注于整个呼吸一小时或更久，呼吸就会变得微细。当你呼吸变得微细时，你应当专注于整道微细的呼吸的气息。无论它是长是短，你都应觉知整道微细的息。

对于初学者来说，此相是不稳定的，因为定力还不够强而有力。只有通过专注在接触点的息，才能成就一念。鼻息的接触点就是人中穴。

第十六课　舍得是法

第一节　舍什么?

舍什么?

舍色声香味触法。

舍色尘相、声尘相、香尘相、味尘相、触尘相、法尘相。

为什么要舍?

用舍治贪。常人都有贪心，有贪心就有障碍，有障碍就是牵挂，有牵挂就不能放下，不能放下就不能心开，不能心开就不见性命实相，不见实相就不知如何修行，不知如何修行就不会有修行的结果，故言舍心重要。

人的本性贪，没有舍这种素质，故言以舍治贪心。

色尘相，世间一切事物。

声尘相，能听到的一切声音。

香尘相，鼻子能嗅闻到的一切气味。

味尘相，一切食物的苦辣酸甜味道。

触尘相，一切身体的感觉。

法尘相，一切思想（杂念）。

对一般人来讲，很难舍。若难舍而能舍，人心一定会开。这是开心的根本大法。用什么方法可以代替舍呢？用“观”法。用“观道”之法将贪盖住，无贪即为舍。能舍的同时心开。心开为见性。见性后知道心开之相为实相，即为开悟。

用舍心，代替贪心。

其实，就是“视而不见，听而不闻，无思虑营营”。因为无所得，所以显现心开的景象。这是一个实实在在的能看见的景象。这个景象实在，故名之为实相。把启蒙时用的专注心，放在实相上进行专注。定力越来越深，越来越强盛，实相就会越来越真实，这就叫做结圣胎。故是有为法亦是无为法，有为与无为一体。道言“归中”。

偈颂：

唯　一

能舍难舍处，
就是无所住。
无住心必开，
唯一一正路。

第二节　得什么？

其实，本来的心性没有贪不贪，没有争不争，只是一个实相体而已。本来就有的，亦不需要得。其实不是得来的，本来就这样。故言“见道”，“探原”，“见性”。

究竟得到什么？

得“无所得”。这个“无所得”是得来的。

凡是“贪”心不除掉的人，不会懂这样语言，根本不知道“无所得”是个什么。“无所得”是真实存在的，但是“贪”人不能知道。更不可能知道它的真实意义。

要舍，不要得，才能得。不舍不得，才叫舍得。要贪着这个“无所得”，才能得到“无所得”。人类“贪”这个执着本性用在得“无所得”上，才算正确的修炼方法。住着这个“什么都没有”，即为“探原”。这个什么都没有是真有，真有这个什么都没有。这样的语言，外人不懂，只有真进入探原的人才能懂。故，外行人不必着急去懂，不必理会。如果你能进入探原状态，你自然会懂这些语言。

得到这个探原，才是真有。

其它世间的“有”，都是过眼云烟。唯一这一个如“空无”的东西才是真有。得到了为之真得。所谓“探原”，这个就是要探的“原”。有“原”之后，才能“探原”。无“原”如何探原？

这个东西也是老子说的“道”。故有“见道、得到、成道”之过程。因为它是实有，所以可以利用。利用它作为养生的材料。

其实，这个东西就是“中土”。故说得土，得戊己土，得中心土，得中黄土，得心净土，得净土，得真土。“五行之顺，得土而化。五行之逆，得土而神。土以合之，土以成之。”用白话说，就是“心体之土”。故言法在心内，不在心外，心外无法。心就是法。说心外之法，自然是妄想之法，妄想之说。不是解脱法。

偈颂：

眼藏

眼藏照真土，
不用知龙虎。
真意在归中，
长生神为伍。

第十七课　修炼不容易

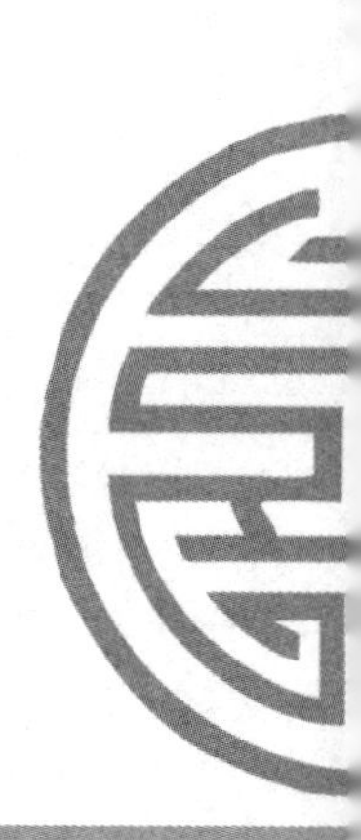

第一节　入门即不难

入门即不难，深造也是办得到的。首先要把道理搞清，再照法修行，很容易入门。只要你能懂下边这句话，立刻可以入门。我要说的是，“实不住六尘法亦不外六尘法”。懂了就会做了。

或“观”世间一切圆满微尘海洋如座仓库，实际这是自己一切心相。自觉是自己圣智之身体。

一个是“应无所住，而生其心”的方法。

一个是观无量无极之野的方法。

这两个方法，都离不开“视而不见”的方法。

一点不难，极其容易。故言入门不难，容易至极。故言这个心是道心。这个心若能常恒不变，是为定成。

这个方法，也是探原之法、“逆而顺之”之法，多么简单，多么容易操作。

故言入门即不难，深造也是办得到的。关键在自己神会与否。当然，心神不会意，诚难。神会者，极易，简易，不难。

神会者应知，无极之野一体，心为法，一体同观。无有实相，正是实相。实无一相，是真实相，与黄帝同游于无极之野！

一相一体不分，神会者，与我同游无极之野。游而未游，未游似游。或言神游十方世界。

过去讲“道相绝传”，今天在此专传道相，人类要进步，应该明白什么是道相了。道相本来是一项“存在”，很少有人发现它，故认为玄。若能发现，就能利用。

故，思维方式要来一次大革命。能改变思维方式的有条件的人，自己自觉革命，自己要求自己改变一下思维方式，与圣人为伍。

偈颂：

亲 尝

探原不思议，

原乃实际地，

亲尝自然知，

才懂无来去。

第二节 难、难、难

探原、修真，对一般人来说难。因为难懂，难进入。对神会者虽然不难，但是修炼时亦有难点。进入难点修炼时，实感难、难、难。会说真不容易。

有两难：一是不变难，二是随缘难。

所谓不变难，是说定位一种状态不动，不能有变化。这就是说的定力运用。意志不坚强，生活小事来打扰，心就跟生活之事跑了。这就叫做变化。修炼状态就不存在了。故言不变难。

所谓随缘难，是说定位一种状态不动，日常生活之事来打扰，不知如何应付和对待。怕把状态忘了，丢了，断了，灭了，放跑了，修炼成果没有了。表现出愚昧傻呆之相，如同痴呆症。不能随缘或随不好缘。故言随缘难。

当定力成就以后，变成了金刚不坏心之后，还有一难。即最后修真成就无生灭难。

故分两步走：一是入门之后，二是定力成就之后。

一、入门之后有：

心开：见心开之相，心体恢复本来面貌，大无边际。

认识实相：一念变心体，空空灵灵。

认住实相：空空灵灵心体寂定。认住，认不住，经常反复。

得圆通：圆满不缺，满满实实。心体不动，无思虑营营。

二、定力成就之后有：

一体一躬：躬耕自家田地。

一体二躬：虚实并举，全他即自。

在深山老林里修，无人干扰，但缺乏饮食，饮食难。

在世间闹市区里修，随缘难。若真能在闹市区里修，真可以说是“大隐隐于市”。你是一位大隐士，应该受到尊敬和爱戴。

有以上这些难点，故言不容易。

窈冥三昧，昏默无语，是修炼全过程应该定位的状态。一步一步自然发现其质量变化。因为阴阳时刻在转换，所以自然有其变化。有变化，就能发现。自然而然，不需增加什么花点子。心保持不动，就是修炼。

对于一般不修炼的人来讲，心不动是难以做到的事情。他会认为，“谁能心不动？说心不动，那是不可能。”故言在世间修炼的人应该受到尊敬和爱戴。

要知道，这一切变化不是想象出来的，而是阴阳互换变化出来的。如果用想象完成的话，永远也不能完成。因为你想的时候可以出现，不想的时候就消失了。想才有，不想没有，这就是妄想的结果。所以说不能用妄想心去想。若按正确要领做成就的法，就叫做常恒不变的法。这一点，真修行的内行人都明白了。都知道不变随缘难、随缘不变也难。故随缘和不变分开说难。能渡过难关，是最富有成就的人，故应该受到尊敬和爱戴。修养生至道的这一类人，才是最富有成就的人，不是吗？

偈颂：

路

神会圆极顿悟，
即领应无所住。
一念观照法界，
此乃唯一之路。

第十八课　五行制化

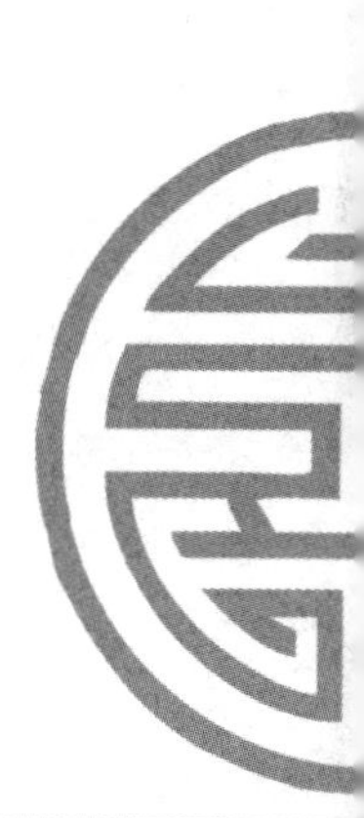

第一节　五行关系

天地间有五种基本物质，金木水火土。形成五种场能，组合在一起，产生了生克制化关系。

金克木，金生水。

木克土，木生火。

水克火，水生木。

火克金，火生土。

土克水，土生金。

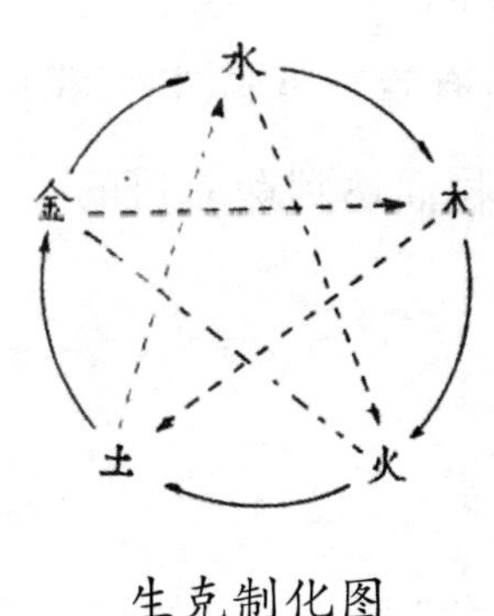

生克制化图

（------▸相克　————▸相生）

不论生，还是克，都为顺。

若克中有生，生中有克为逆。

所谓顺逆探原，就是以“逆而顺之”的方法，去探阴阳之根原。只有“逆”，才能顺。死而后生之法，是为真顺。

金生水而克水。

水生木而克木。

木生火而克火。

火生土而克土。

土生金而克金。

这叫做生中有克。实际上，我们用的是克中有生的阴阳转化过程而达到探原目的。

金克木而生木。

木克土而生土。

土克水而生水。

水克火而生火。

火克金而生金。

这是克中有生，亦为“逆而顺之”。具体体现在十天干，十二地支，四时八节上。

十天干：甲、乙、丙、丁、戊、己、庚、辛、壬、癸。

十二地支：子、丑、寅、卯、辰、巳、午、未、申、酉、戌、亥。

四时：春、夏、秋、冬。

八节：立春、春分、立夏、夏至、立秋、秋分、立冬、冬至。

《黄帝外经》中“五行生克篇第三十八”有详细论述。主要是说五行相生相克的关系及其变化不可穷尽的道理。意思是在说人身五行与自然五行同步生克的关系。故，是修身长寿之演绎。人身寿命是最重要的，没有这个工具如何修炼长生？故第一步应该保命。利用五行生克制化的道理养生和治疗疾病，这也是中国古人的智慧总结。

第二节 人身五行

五行	火	木	土	金	水
五脏	心	肝	脾	肺	肾

岐伯说："心肝脾肺肾，配火木土金水，非人身之五行乎。

生克之变者，生中克也，克中生也，生不全生也，克不全克也，生长克而不敢生也，克长生而敢克也。

肾生肝，肾中无水，水涸而火腾矣。肝木受焚，肾何生乎？肝生心，肝中无水，水燥而木焦矣。心火无烟，肝何生乎？心，君火也。包络，相火也。二火无水将自炎也。土不得火之生，反得火之害矣。脾生肺金也，土中无水，干土何以生物。砾石流金，不生金，反克金矣。肺生肾水也，金中无水，死金何以出泉。崩炉飞汞，不生水，反克水矣。盖五行多水则不生，五行无水亦不生也。

肝克木，土得木以疏通，则土有生气矣。脾克水，水得土而畜积，则土有生机矣。肾克火，火得水以相济，则火有神光矣。心克金，然肺金必得心火以锻炼也。肺克木，然肝木必得肺金以斫削也。非皆克以生乎。

生不全生者，专言肾水也。各脏腑无不取资于肾。心得肾水而神明焕发也。脾得肾水而精微化导也。肺得肾水而清肃下行也。肝得肾水而谋虑决断矣。七腑亦无不得肾水而布化也。然而，取资多者，分给必少矣。亲于此者疏于彼。厚于上者薄于下，此生之所以难全也。

克不全克者，专言肾火也。肾火易动难静，易逆难顺，易上难下，故一动则无不动矣，一逆则无不逆矣，一上则无不上矣。腾于心，燥烦矣。入于脾，干涸矣。升于肺，喘嗽矣。流于肝，焚烧矣。冲击于七腑，燥温矣。虽然，肾火乃雷火矣。亦龙火也，龙雷之火。其性虽猛，然，聚则力专，分则势散。无乎不克，反无乎全克矣。

肝木生心火也，而肺金太旺，肝畏肺克，不敢生心。则心气转弱，金克肝木矣。心火生胃土也，而肾火太旺，不敢生胃，则胃气更虚，水侵胃土矣。心包之火生脾土也，而肾水过旺，不敢生脾，则脾气加困，水欺脾土矣。脾胃之土生肺金也，而肝木过刚，脾胃畏肝，不敢生肺，则肺气愈损，木侮脾胃矣。肺金生肾水也，而心火过炎，肺畏心克，不敢生肾，则肾气益枯，火刑肺金矣。肾水生肝木也，而脾胃过燥，肾畏脾胃之土，不敢生肝，则肝气更凋，土制肾水矣。

肝木之盛，由于肾水之旺也。木旺而肺气自衰，柔金安能克刚木乎。脾胃土盛，由于心火之旺也。土旺而肝气自弱，僵木能克焦土乎。肾水之盛，由肺金之旺也，水旺而脾土自微，浅土能克湍水乎。心火之盛，由于肝木之旺也，火旺而肾气必虚，弱水能克烈火乎。肺金之盛，由于脾土之旺也，金盛而心气自怯，寒火能克顽金乎。

救其生，不必制其克，则弱多为强。因其克反更培其生，则衰转盛。”

脏器脉络五行对应表

天干预——十天干对脏器

甲	乙	丙	丁	戊	己	庚	辛	壬	癸
木	木	火	火	土	土	金	金	水	水
阳跷	阴跷	带脉	冲脉	任脉	督脉	阳维	阴维	命门	胞络

地支配——十二地支对应脏器

子	丑	寅	卯	辰	巳	午	未	申	酉	戌	亥
水	土	木	木	土	火	火	土	金	金	土	水
心	肝	脾	肺	肾	心包	胆	胃	膀胱	三焦	大肠	小肠

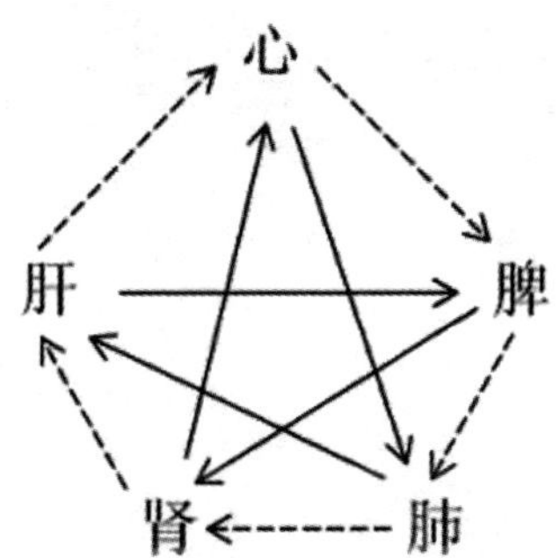

（------->生而不克　———>克而不克）

第十九课　不执着对治贪

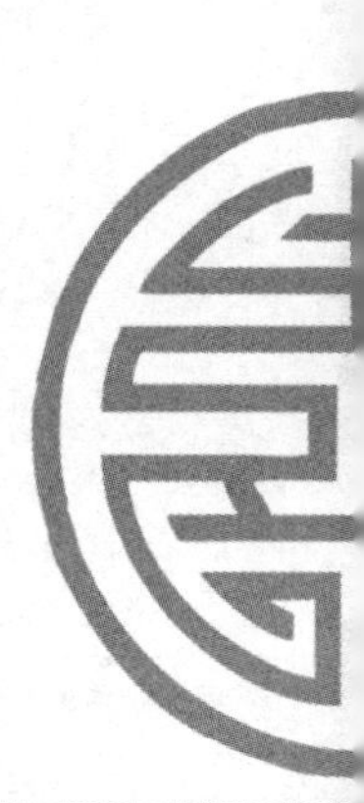

第一节　常有舍心

舍心，是开悟的基本方法。也是对治执着心的好方法。说得明确点，就是不执着这个执着，应该执着这个不执着。总体来讲，对一切不执着。所有色声香味触法都不执着，应世之后就离开，随时都有心开的可能。

观心，不执着：观而不观，观无所观，是心开之法。

耳闻，不执着：闻而不闻，闻无所闻，是心开之法。

鼻嗅，不执着：嗅而不嗅，嗅无所嗅，是心开之法。

舌尝，不执着：尝而不尝，尝无所尝，是心开之法。

触觉，不执着：触而不觉，触无所触，是心开之法。

杂念，不执着：想而无想，无想是想，是心开之法。

会六法，即达不执着。贪心被遮盖，舍心生起。这就是修习不执着的技巧。而达到不执着的心理素质，常有舍心生起。有了这样素质，很容易修真。若存贪心，如何修真？修真之士必须是心中干净。心中干净，再修此六法中的一法，即刻得心开。

这样才能以心开为基础，深入修炼下去。不然，心开也没用，深入不下去。也认识不到心开即是见性。见性后，认识心开的心体是性的实相，就是开悟。故言不悟者是心不净。所以说，心开之法是第一步关键技巧。

所谓“视而不见”，就是要舍掉那些能见之事物，不去看见那些事物，只剩下一个“视”。这个“视”的本身是“真自己”。舍掉了能见之物相，“视”还存在，故言“视”是“真命”。

所谓“听而不闻”，就是要舍掉那些能听见之所有声音，不去听那些声音，只剩下一个“听”。这个“听”的本身是“真自己”。这个“听”的本身是“大道”。舍掉了能听之声音相，“听”还存在，故言“听”是“真命”。

这就是“修真”，就是修真之士的修真实际操作方法技术。它的技巧在于视而离见，听而离闻。

舍掉见闻，只留视听。

离开文字说教而实际操作，亲自体会其中奥妙。实际去省察发现，自得心开。心开的心体，就是要探的“原”。就是“真土”，就是五行一体的阴阳变化。这就是“颠倒之术”。

偈颂：

妙

黄帝颠倒术，
视听都不住。
无物无声音，
绝妙修真路。

第二节　不贪功

不离不即，不即不离，状态不要太紧，也不要太松。虽然不贪功，但是不放松。把状态变成自然状态，不可有“特意”思想。虽然我在做功夫，但是我没做功夫。悠然自在而不僵。如同本就是如此。自然而然，道法自然。

人法地，大地不动，承载万物。地法天，天亦不动，而天行健。天法道，道亦不动，而众道无偏。道法自然，故言自然而然。

修真之士生活在世间，而心在出世间。故言出世间，不离世间。虽然放松，但是没放掉它。没断，没灭，我很自在。本就自在，不需意守。虽不意守，但它不离。因为不离，所以我能随缘。随缘不变，就是这个意思。虽说不贪功，但实在是贪功。故不能放掉，不能忘掉，不能断灭，不能离开。离开就叫“退转”。把心定在这里不动，用“见闻觉知”应付世间，这就叫做直心是道场。自己的道场永不变，永在道场中修真。实际上，道场就是真。把这个道场当做自然，把它定下来，自然就不离道场。不贪功的原则，自然体现。

过去常听人说：“紧了崩，慢了松，不紧不慢才长功。”这也是过去古人总结的经验。遵照执行，不会有坏处。

在状态里，不动，把贪功的念头去掉。好像在告诫自己，我没修行。状态不丢，没有修行的概念。不能有“我在修行”的想法。可我没离开状态，变成自然习惯，就可以了。

在灵魂深处，不应该有贪功的概念。若有，就时常有妄想。这些妄想，都是障碍，都是牵挂。有挂碍如何有进步。

把“视而不见”这种状态放在世间中锻炼。时刻可以省察“视”和“不见”。时刻省察“听而不闻”之“听”和“不闻”。虽然在世间法中，但我不忘。虽然不忘，但在世间法中。亦可叫做世间非世间，世间出世间，出世间世间。世间出世间一体不分，不离而离。

把“视”“听”变成真实，是其技法。若不能变成真实，就达不到自然习惯。这就是改变思维方式的窍门，关键改变“点”在哪里，应清楚。

一种习惯的改变，是比较难的。把陌生的变成习惯的，走的全是新路，不熟悉的路。路标很清楚，顺着路标走下去就行了。

不贪功才能心开，这是心开之法。

为什么总说心开呢?

心开等于门开了，门开了才能进去。故是入门法。能入门才能向更深求。靠自己发现心是不是真开了。

这本书的全部内容，是按照新修真者应该达到的水准说的。过去只听说或在书本上看过有“修真”这个名词，却不知什么是修真，什么是真。只知道古代有修真之士，却不知他们究竟修的是什么内容。

真正能修真，真正懂修真，真正会修真，是极少数人。因为难懂，必须神会，才能深入修炼之境地。所以，绝大多数人仍然不会，不能深入其中。

何谓神会？是心领神会简说。

不要拘泥文字名词。神会后，脱离文字，不关文字，默默在心中自己全神贯注之，默默运行之，不必与人说破之。

古代先师，古代祖师爷，大多数远离闹市，躲进深山老林，恨山不高，恨林不密，脱离人群干扰，潜心修炼，以达目的。这种精神，值得今人修真之士学习。学习这种精神，不必学习他们躲进深山。可以做一名大隐士，隐于闹市区中，隐于民众之中，隐于世间正常生活之中。常听说“大隐隐于市，小隐隐于林”。

因为难懂，所以知音少有。整日处在窈窈冥冥，昏昏默默状态，人不知我，我独知人。

偈颂：

法　王

窈窈非窈窈，
冥冥非冥冥。
昏昏否昏昏，
默默法王成。

第二十课　三心合一魂

第一节　三心归一

前边谈过命根“精”中藏魂。那么，什么是魂？

直捷答是“见闻觉知”之心灵。常听人说，人有三魂。实际上说的是三心。即父心、母心和自己久远之心。把三心说成三魂。三家成一体，就是每个人现在的魂，每个人自己的人格，各有不同，是因为三心相见时各有不同，组合在一起时，势必各有差别。所以人的性格没有相同的。实际就是三心合一心，就是现在的心灵，现在的见闻觉知。

三心　相见，开始了造化。生五脏六腑，四肢百骸，成为人形。故言“有形即有气”。由此知道精中有命，有心，有性，有见闻觉知，能生六根眼耳鼻舌身意。

故，不论男精女经，都是父母给的命根。养生的心火用在养生上，可得到养生之益。阴精淫欲的心火用淫欲上，确属耗损生命。故心火与肾水是统一的，是一体的。故此知道，荒淫无度，肆意耗散，就是耗散生命，这不是长寿之道。保精是保命之道，是长寿之道。古代真人有自己的戒律，即戒淫欲。

实际上，魂就是人心。故言肾中有真火。说的就是心火。心火与意识联系在一起。故心火摇摇，心好动，不好静。所以说，像野马一样的心，难以制伏。要看自己的意志力是否坚强，才能制住或者制不住。

人活着的时候，有魂灵，或叫灵魂，死后就没有魂了。带业的心离开身体，又去找新居，这是自然法则。没有一成不变的魂去轮回，而是带着生前业去找新居。

这个魂，是三魂合一的魂。也是三心归为一的心，故不是一成不变的魂。

偈颂：

还精补脑

三魂造我身，
净守一精真。
水火本既济，
炼成一天尊。

第二节　阴阳定位

肺开窍于鼻，

心开窍于舌，

脾开窍于口，

肝开窍于目，

肾开窍于耳。

厥阴与督脉会于巅。此阳中有阴，阴居阳住。

肝与胆为表里，

心与小肠为表里，

肾与膀胱为表里，

脾与胃为表里，

肺与大肠为表里，

包络与三焦为表里。

此即阴中有阳，阳居阴住。

耳属肾而听声，声属金，是耳中有肺之阴。

鼻属肺而闻香，香属火，是鼻中有心之阴。

舌属心而知脾味，味属土，是舌中有脾之阴。

目有五轮，通贯五脏。

脑属肾，各会各体，是耳与脑有五脏之阴。

命门火旺则寒不入，命门火衰则腹内阴寒。故修长寿者，心火不离命门，让命门火旺。十二经得命门之火始能生化。

《内经》言："命门者，目也。"

方法："视而不见"，心在两肾之间。

养阴阳于无病之时，宜出汗时应出汗，就是养阳。宜出汗之时，应急出汗，即是养阳。不宜出汗时不要出汗，是养阴。宜出汗而让出大汗，亦为养阴。故，阴阳可养。

病有阴阳，昼夜有轻重。阳病昼重夜轻。阴病昼轻夜重。阳病轻重无常，昼夜皆可轻重，时重时轻。

《外经》把任督二脉说成"人死生之道路"，可见任督之重要。其实，修炼到小周天运行之时，自己就知道任督之重要。小周天之后，即大周天，大周天转运，全身一体，大通方广之势。

这是为修长寿养生者说。在一般人看来，长寿养生比较现实，看得见，摸得着。可以看见修行者一百多岁长寿的结果。自己也希望能长寿，这样修行，达到长寿的目的。

偈颂：

添油续命

实修养阴阳，
命门真火藏。
运用小周天，
添油续命长。

第二十一课 顺逆

第一节　修长生之顺逆路

前边我们明白修长生的顺逆，在于目耳心三宝。目，“视而不见”。耳，“听而不闻”。心，“无思虑营营”。说的是“逆”的方法。

为什么是“逆”呢?

逆是对应“顺”而言。

“视”而能见为顺。“听”而能闻是顺。常思虑营营是顺。

视而能见一切物相，是顺。听而能听见各种声音为顺。思想正常思维推理为顺。

视而能分别万事万物为顺。听而能分别出什么声音为顺。思想能认识事物及逻辑推理为顺。

因为有顺，所以知道。

何为逆?

顺是能看见事物，逆就是看不见事物。顺是能听见各种声音，逆就是听不见各种声音。顺是能思虑营营，逆就是无思虑营营。

怎么才能“不见”，“不听”，“无思虑营营”？言“视而不见”就是方法。方法在“不见”。“听而不闻”，方法在“不闻”。“无思虑营营”在“无”字上，“无”就是方法。

目光离开一切尘世物相，不住任何物相，不停在一切物相上，不见一切物相，这是目光之逆。耳闻之性离开一切尘世声音，不住任何声音，没有在声音上停留，不知有声音，这是耳闻闻自性的方法。意识离开世间一切法相，没有任何法相生起，没有思虑，识心停止不动，这是心思之逆。

顺就是识别，逆就是不分别。

什么叫识别？

见到桌子就知道这是桌子。见到床就知道这是床。见一个就说一个，见两个就说这是两个。见什么知道什么，就是识别。听见雨声就知道这是雨声。听到雷声，就知道这是雷声。听乐器声就知道这是乐器声，听歌声就知道这是歌声。这就是分别。实际上，这一切分别，都是意识心完成的，不是耳目的本能。耳目的本能只是听、见。听与见是耳目的本能。故意识心必然思虑营营。

眼耳鼻舌身的本能都要靠意识支配与参与。意识不参与，五根表现不出来它们的能力。故言“意识”为贼王。一切由意识说了算。故言不必重视眼耳鼻舌身五根，抓住一个意根就可以了。故言一切功夫都在“心”。

一个意识心“逆”，一切皆“逆”。

只要意识心“逆”，一切三昧皆在其中。从而知道“顺”是世间法，“逆”是出世间法。世间法之顺有生死，出世间法之逆无生死，古人看到这一点，让我们修“逆”法。故言要“逆而顺之”。

“逆而顺之”的逆，让我们一眼看到的不是物，而是“见”，即“见”的本身，不住物相，只有个“见”。这个“见”就是探原的“原”。

耳朵听也是这个理。

让我们听到的不是各种声音，而是“听”的本身，不可住在声相上，只有这个“听”。这个“听”就是自性，在自己的自性上听，听在自性上。这个“听”就是探原之“探”。

用“心思”方法也是这个道理。

心思不在世间法上，而在不动上，在不思虑上。所谓不动心，心如金刚一样不坏不动，就是很多人说的不二法门。在自己的心体上，心体即是自性。故知自性即是探原的“原”。这个“原”就是出世间法。

见性也好，闻性也好，悟性也好，都是“原”。这就是探原的真实意义。黄帝让他的“臣工”都去探原，其目的是传承探原之法。让他的“臣工”和后人都能够长寿，都会探原而得长生的利益。黄帝的心里，真正装着“臣工”和后代万祀。这是多么伟大的举动！真的无话可形容。这样的大恩，如何能报？只有与黄帝同游无极之野！

懂了如何修，就可以变成修真之士。谁都可以，关键在于懂了，会了。

偈颂：

修　心

懂了会了我修真，
原来修的是一心。
无极之野即是原，
赶快追赶黄帝尊。

第二节　逆　路

逆路就是顺路，这个道理大家已经明白了。现在说一说“逆路”之道相。

既然是道相，就不是文字相，应该脱离文字去看文字。离开文字用心去操作，就是离开文字相。这是直接深入之法。须心领神会才能真正学会。不是去理解，也不应该去理解。而是应该直捷操作，因为你理解的不是这个“原”，所以必须用心跟住才能知道什么是“原”。才能真正懂得什么是“探原”。

按照文字去理解，就是解释文字义理，而不是用心跟着走。用心领神会的方法去操作才是正确方法。虽然你见的是文字相，但是“原”却不是文字相，而是心相、道相。故如此要求你。这是一个绝对“原则”问题，不是随心所欲的事情。这是“逆而顺之”

颠倒术，是五千年前黄帝《外经》说的“传示万祀”的方法，不应有儿戏之言词。

我先说入门：

假设这是个大晴天，满天上下没有一片云彩，同时亦没有日、月、星，没有一切参照物。你坐在一片虚空中间，四维上下全是“虚空”，没有任何实相。你去观察这个实相，这时候，你的心可能一下子打开，无比清凉。你的眼睛没有抓处，没有住处。成就了空间与时间的统一，成为时空一体。

这是第一种开门的技巧。下边，再说一个开门方法（注意用心跟上来）：

你在一个屋子里面看这本书，假设四维上下墙壁忽然都倒了，屋顶和脚下地板也不存在了，你在虚空里坐着。请你跟上这个状态。把自己放在这个境界里，去亲自体察这种感受。真好像在虚空里挂着一样。上无天，下无地，整个虚空大无边际。真能做到这样，心已经开了。心开就是入门，已经入门了。如果已经入门了，会感到无比清凉、舒爽。你才知道，世间还有这么好的感受。

再说第三个入门方法：

看书的同时，你的心跟着我说的走。你看见了一片虚空，自身进入到虚空中。这是一个虚空世界，没有一切实相，无边无际，圆满具足，远近皆是虚空。不用闭眼，和睁眼闭眼没有关系。离开书本，坐正坐直，观察这个虚空，不要离开这个虚空。时间越长越好，虚空和时间凝固成一体。只要跟住，心一定开了。这就是开门入门的方法。心开之时，好像两扇门打开一样，进入到一个全新的世界，从未有过的感受，忽然临身。这种感受，美好至极。无比的清凉舒爽，自心干净，烦恼尽除。真的好像进入极乐境界。

以上简单地介绍三种心开入门方法。若能入门，就能深造。连门都入不了，怎么修炼？

心开以后，你回忆一下心开当时的景象。心开当时的心开实相就是我们修炼需要的实相。这样开始进入第二步修炼。

第二步是认住实相。

有形的实相隐藏在虚空无形之中，无形的虚空融化在有形实相之内。就是《外经》中说的“至道无形而有形，有形而实无形。无形藏于有形之中，有形化于无形之内”。

这就是“视而不见，听而不闻”的状态和境界。称作实相和无相“一体同观”。观而不观，不观而观，在目光之体上。也就是，在自己的自性上，不要离开自性。离开自性，一定住着实质物相上了。不住实质物相而在自性体上，把自性体当作实相，就是第二步。自性体就是心体，大无边际的心体，停止不动冥冥灵灵的心体。

心开即“开悟”。这就是开悟状态。能在“悟”中不动，停留，就叫做“乘悟”。在悟中，就一定没有杂念，没有烦恼，没有业障，没有挂碍，真正得到一个清净的心。

这个心，净而不净，静而不静，不净亦净，不静是静。

故言认识实相，要认住实相。丢了再找回来，忘了再想起来，灭了再点起来，断了再接起来。故言认住。

偈颂：

解　结

心开两扇门，

实乃精气神。

入门即解结，

不关魄与魂。

第二十二课　开悟后

第一节　一　体

自己一切心体，无相寂灭，空莫绝离。真干净，而无一毛，一切没有动的境界，绝对虚空真净静。如此能离一切烦恼，归入无生无死之境界。实际是自己一个心相，圆满微尘大海是一体。这个心就是道心，这个理就是道理。

首先应该有这样一个体，“一体”。

这个一体，占据十方世界，占满三千大千世界，真实地感受到这个是自己的一体。因为这一体是“悟”而得之，故应常觉悟。所以，称为觉悟。懂觉悟就是修行，懂觉悟就是“窈冥之中有神也，昏默之中有神也，视听之中有神也”。全身心的觉悟，就是“探其原而保精，神不驰矣。精固神全，形安能敝乎”。这样觉悟，见闻觉知在其中，性命相合，故言开悟

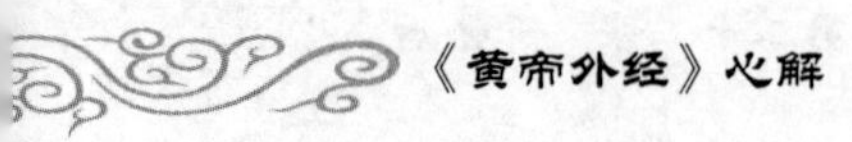

之后才能觉悟，没开悟没有觉悟，也觉不到悟。

这个一体，实际就是心开后的心体。一切时间空间是一体，一体同观，一切是一，一是一切，这是自己一体。故言首先应该有一体。这个形体中有见闻觉知。

这也是最关键时刻，因为这时容易退转，所以关键。

在世间生活，免不了应对世间一切法。应对时，心一动，就为漏，就是退转。若会应对世间，只用见闻觉知应对世间，不用六根应对世间，就能做到不变随缘、随缘亦能不变。这是努力要达到的境界。心如金刚一样坚强不动，心不动才能戒淫欲，心一动就是漏，漏了就退道，就成不了道。故言是关键之处。

见闻觉知自然会影响到我的身体。身体阴阳会得到全面调整，五行顺逆自然而然。这就是探原的功劳。“逆而顺之”的利益，在此体观。

偈颂：

果 实

见性开悟开始修，
心开实相不应丢。
无边法界即身体，
一体大身果竟收。

第二节　一体一躬

先来了解一下“一体”，然后再知道“一躬”。

什么是“一体”呢?

“视而不见”，“听而不闻”，“无思虑营营”。

“视”，就是用目光，“不见”，就是“不用”，用“不用”的方法，就是用“无法”。

“听”，是用耳闻，“不闻”，就是不闻声。耳朵是闻声音的工具，用闻声音工具而不闻声音，仍然与“视”同理，也是用了个“无法”。

“思虑”之心而不思虑，还是这个道理。

一体遍一切处，即一切是一，一体是一切，只有一体，而无二，亦无三。心心互交，法法通化，自然而然，化无所化。通灵自在，一体不分，不分能分。故言一体。

何谓一躬？

躬，是躬耕田地，鞠躬尽瘁。一心不离，不忘，不断，不灭。敬而劳之，敬而行之。决不放松，精心侍弄，一定有收获。自然而造，必有结果。信心坚固，永不停止。若果不成，决不罢休。

躬，是心理作用。引申有不停止之义。自己信念，一定有结果。

一体一躬，总的讲，不能有二心。一心一体。

躬耕田地，心是田地，中心土地，戊己土地，中黄土地。实际说的是自己心体。当觉悟到心体“真是土”时，才知道“不空”是何意。

这是我，这是我身。我必须精心侍弄我身，一躬一体，一体一躬。

偈颂：

果满地

一体一躬本心田，
无来无去亿万年。
即无时空无生死，
果满地时果才圆。

第二十三课　觉大与大觉

第一节　大觉者

空风火水地识六大。以识大为体，包含金木火水土五行。由五行自然造化，精微冥质聚合成，命在其中，需要大觉。

见闻觉知遍一切处，也无处不在。故名大觉者。

大觉者，无处不见，无处不闻，无处不觉，无处不知。一切处皆有见闻觉知，是性命遍一切处，故言大觉。

道家修真之士其实也修行大觉，也应称作大觉者。儒家的中黄土，也说的是大觉。大觉者的修行方法，都是一样，没有二法。

要一体同观，无处不观到。观之即久，神入其中，当然就会有见闻觉知。以觉为核心，去修炼觉悟全身。这是大觉悟，不是起初见性后的小觉悟。故名大觉悟者。

这时有觉，应该离觉。能觉不觉，不觉而觉。所谓不觉之觉为正觉。有了正觉之后，修行的思想一扫而光，不修行了。只靠等待果实成熟。这个方法，叫做正等。也就是开始了正等正觉修行。

第二十四课　长生久视

第一节　离不开了

成就了实体，有了生命迹象。加强固化，不能放松。努力让生命成熟，如同新生，有金刚不坏的感受。人类的身体微不足道，众生皆在真假不辨，认假为真。我可以不要这个假的身体。但是我的业还没报完，不能马上离开，不能马上丢掉。所以真假还应该一体，不能分开。

这个时候，发现一切都是新鲜事物，好像从来没见过这一切所有实相和无相。实相亦是无相，无相亦是实相。空相亦是色相，色相亦是空相。空本不空，不空是空。一切都有新鲜的感受，好像这是第一次见。目光普照一切处而一切处没有动相。这是我的无边身。不坏不灭，与虚空同体，但不是虚空而是实有。实有而相虚空，空空灵灵，不见边际。鼓荡自在，实相无相一体。不光明似光明，无黑暗似黑暗，哪里有日月星？一切微尘，十方是一体。没有颜色而似颜色，没有红黄蓝白黑，真净与真静而无一毛。清清楚楚，明明白白，不似日光，不似月光，也不像星光，清白不清白，清爽顺达而无顺逆。本原之体，众生不知。

修炼至此，有身无身，无身有身。身不似身，而是真身。真身实有，不有不无。挣不脱，忘不掉，拉不断，欺不灭，离不开，轰不走。本来这样，不必执着。六根结已经全部解开，回归于自然。成就了大解脱，再无轮回。

无为无不为，成其造化，化无所化。五根互用当体自性大身。一即一切，一切即一。能所即一，一亦不立。能照本地风光。不离不即，不妄不真，当体即空而实有。真是无障碍的自在之事。实是自性体相，真我常在。

没有任何语言，没有任何声音，没有任何气味，没有任何感触，没有任何思想。

这不是窈窈冥冥是什么？这不是昏昏默默是

什么？这不是无思虑营营是什么？这不是阴阳顺逆是什么？这不是逆而顺之是什么？这不是探原是什么？“这个”正是我要探的“原”。这个正是阴阳颠倒的景象，故是黄帝说的“颠倒之术”。这就是所谓的“阴阳之原”。这就是阴阳变化在养生中的运用。

第二节 真归命

所谓“窈冥之中有神也，昏默之中有神也，视听之中有神也”，即归命。这是个很重要的技术步骤。归在心体中，以心性之体为实体。因为心性是“原”，没有生死。自己的见闻觉知之命亦不死。这就是“无极之野”。

所说的“形乃长生”，正是此意。道家讲：“长生久视。”

宇宙中金木水火土五种场力，纽合造化，顺逆无穷，逆之至，顺之至，得土而化，得土而神，土以合之，土以成之。故成之在于心土之原。

岐伯说：“逆而顺之，必先顺而逆之。”

绝欲而不要为邪妄之心所侵，守护着性命之神而不要被世间一切境界和幻视幻听幻觉各种境界所转移。自然呼吸或练习呼吸技巧的时候，不要被各种物品所引诱。在自己决心保精不荒淫狂泄的时候，不要被色欲妖艳所耗损真精之命根。每日谨慎地练吐纳清气，可以添增身体内的血液和应有的一切气液。要劳逸结合，不可过于劳累，可稳定安顺自身的精髓。饮食要节俭，食八分饱到九分饱即可，这样可以生精气，保元气。这不就是养生长寿的方法吗？”

岐伯说：“心过死则身亦不生。”

所以说不能把心修成死灰，窈冥之中有神，昏默之中有神，视听之中有神，就是真意。“得土而神，土以合之，土以成之”，是其理，故用自己心性之土以成之。

偈颂：

（一）顺

逆而顺之应先顺，
心不过死不用问。
保精保神还保气，
逆而不逆是定论。

（二）逆

阴阳五行不顺行，
顺逆得土才能成。
土以合之若有神，
心性就是法王城。

第二十五课　探原分阶段

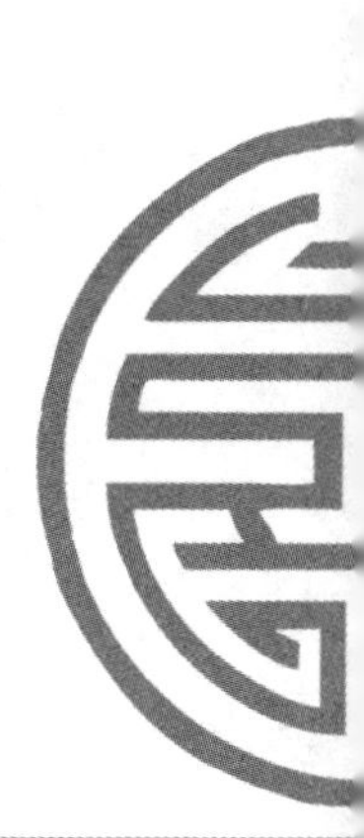

第一节　三个阶段

第一阶段：启蒙。

先讲阴阳五行，金木土水火。先懂阴阳五行生克制化关系，要深入地研究五行之间的关系。把人心治在五行关系这一处，可称作治心一处。

第二阶段：无所着住。

通过顺而逆之，深入逆而顺之，用“视而不见，听而不闻，无思虑营营”的方法，不住着丁相，造成心开的结果。可以称作无一处可住着，也可以叫做“应无所住”。

第三阶段：探原。

这个阶段突出自性实相这个原、放大了的心体这个原，确认真意心土是关键之处。用真意心土成就长生久视的结果。

先说启蒙阶段

首先要认识什么是五行，五行之间究竟是什么关系。结果怎样？五行怎么样参与养生而起作用？用这些问题诱导人们进行对五行的研究与应用。通过讲说养生，教导人们明白养生的重要。让人们知道可以把心治在一处着住。人心常常住在某个或某些事物上，从来没有离开过事物，不知自心能离开各种事物，故从治心一处开始启蒙，才能明白颠倒是什么意思，才能知道什么是“原”。

一般意义的五行，就是生克关系。金生水，金克木。水生木，水克火。木生火，木克土。火生土，火克金。土生金，土克水。生为生，克为死。生为顺，克为逆。故言都知道顺生逆死。

阴阳五行，是说世间有五种物质自然属性。金属用品可以盛水，金属刀斧可以砍削木头。水在地下可以供给树木花草的养分。用水可以浇灭火势，消防队员用水救火。草木干了可以生起火来，草木根扎入泥土而存活。火尽成灰，灰变成土，火能烧

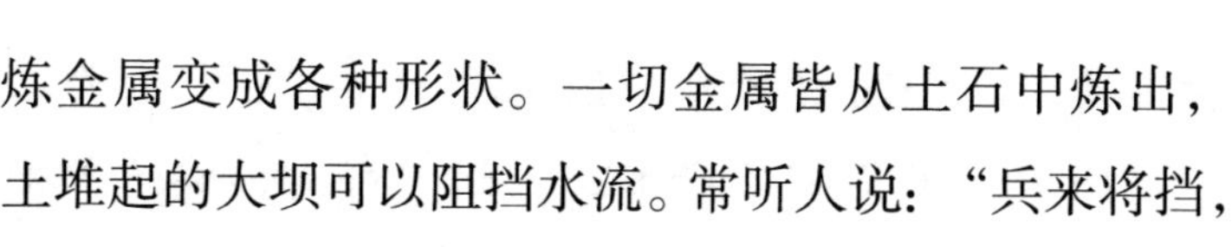

炼金属变成各种形状。一切金属皆从土石中炼出，土堆起的大坝可以阻挡水流。常听人说：“兵来将挡，水来土掩。”

《外经》中讲说五行和人身联系，详细地分析五行原理在人身治病和养生的应用。

金属肺（阴），大肠（阳）。

木属肝（阴），胆（阳）。

水属肾（阴），膀胱（阳）。

火属心（阴），小肠（阳）。

土属脾（阴），胃（阳）。

肺克肝木，肝克脾土，肾克心火，心克肺金，脾克肾水。

又说这是虚而不实，克中有生，生中有克。“五行顺行生不生，逆死不死。生而不生者，金生水而克水，水生木而克木，木生火而克火，火生土而克土，土生金而克金，此害生于恩也。”然后又说：“死而不死者，金克木而生木，木克土而生土，土克水而生水，水克火而生火，火克金而生金，此仁生于义也。”又和心理相联系。即仁义礼智信。木属仁，金属义，水属礼，火属智，土属信。故言“仁生于义”。

用五行的道理诊病下药，用五行道理修炼养生之术，才能说清阴阳颠倒。

五行之顺：相生而相克。

五行之逆：不克而不生。

逆之至极必顺，顺之至极必逆。

五行之顺，得土而化。

五行之逆，得土而神。

故言：土以合之，土以成之。

再说无所住阶段

从启蒙阶段，升级到“无所住”，相当于小学毕业上初中一样。在初中就可以学到一些知识了。启蒙中有所住、治心一处。升入初中开始学习“无所着住”。当按照这个方法进行操作的时候，忽然发现心门打开了。这个阶段也是很难很长的阶段。首先应该懂得一个道理：治心一处，是有一处。无所住连一处也没有。这是从一返回到零的过程。真若返到零，就发现这个大零，一切皆无，只剩这个零。这是从后天返回先天的方法技术。这个先天零的境界，就是无极之野。

《外经》中说的“视而不见，听而不闻，无思虑营营”这个方法技术可以称作三昧技术。因为三昧，五行开始造化。其实五行说的是宇宙自然空间，有金、木、水、火、土这五种精微物质，互相组合在一起，互相造化在一起，直接影响着返回自然状态的人们。不回归自然状态，五行会紊乱，造成紊乱而得病。若回归自然，五行之顺就会体现。长寿之法，就是颠倒阴阳之方法，即称谓的“颠倒之术”。

其中包含着，怎么心开，怎么开悟，怎么圆通，怎么样才有长生久视的一体，一体好成就等等。

最后说探原阶段

这是关键阶段。这是有一体之后，要做的事情。就说的是探原。知一体是原。知一体是先天。知一体是我想要的结果。这一体才能长生久视。这个时候，知道我探到原了。

偈颂：

三返一

三阶三层三高度，
跳离启蒙无所住。
最后总体说探原，
长生久视神仙路。

第二节　先顺后逆

专门谈一下先顺后逆的问题。

什么样才是先顺后逆？

其实，顺逆一体，顺逆不分开。自然送入为顺，有为法为顺。实际上，看了不见，故是逆，顺逆本不分。逆是无为，与有为一体，道家说的中心土。顺逆非顺逆，顺逆无顺逆，无顺逆而顺逆。得土而化，得土而神，土以合之，土以成之。故言成就在于中心土。是有为亦是无为。是顺也是逆。逆就是顺，顺是逆，顺逆可分亦不可分。有为用的是无为，无为是因为有为。虽然都说“中”，但是绝对亦非中。无语以表，无词以说，故言为“中”。

先顺后逆，是用有为法把逆而顺之送入其中。就叫做先顺后逆。

“视”是顺，“而不见”就是逆。

“听”是顺，“而不闻”是逆。

“思虑营营”是顺，“无”是逆。

故言先顺后逆。世间法为顺，出世间法为逆。过去有人说：“顺为凡，逆为仙，只在其中颠倒颠。”由后天返先天之谓。

顺逆探原是心理素质的变化。

老人返回年轻，年轻返回儿童，儿童返回幼儿，幼儿返回没生前。没生前是什么样？是零的状态，混沌状态，恍惚状态，窈冥状态，昏默状态，视听中有神状态。心理素质变成这样，就在“原”之中了。这就是探原。这里就叫无极之野。

有人问：“未生我之前，我是谁？”

每个人是带业而来，是来受业报。或善报，或恶报，今生遇者是。虽然是虚无状态，但是实有。人的心灵，道家叫“爽灵”。与胎光、幽精一相见，纽合为一，成为生命。造化成胎，五行纽合，生出脏腑，四肢百骸，十月成型，一朝生出。岐伯言说，有形就有气。一出生就可以确定寿夭，直指养生。六根

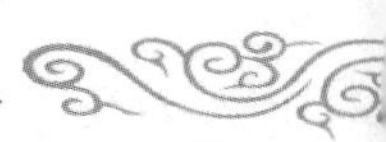

长全，又可以养生，又可适宜修行，又能懂颠倒之术。

先顺后逆，也是先逆后顺。逆就是顺，顺就是逆。入门为顺，入门方法为逆。故言顺是逆，逆亦是顺。“土以合之，土以成之。”这样顺而逆之，先顺后逆。逆成而顺，逆而顺之。实是阴阳土中存顺逆，自然而然。自然即顺逆，真土即顺逆，一切皆顺逆，皆先顺后逆，逆而顺之。无真土者，无顺逆。妄用思虑营营，而生情绪，结结不解，身病心病，故知“无思虑营营”是逆而顺之。生中有克，克中有生。生就是克，克就是生。外行人不会懂得。不知如何探原者是外行。外行不懂内行，外行不知内行。故应先做内行，而后得真土。这是先顺后逆，逆而顺之。

怎么能变内行？

一切不住，离一切相，不住一切相，“自得心开”之时，已经入门。入门为门内之人，故言内行。

“视而不见”就是入门。用心领神会的方法，直接默运之，入门成内行。成内行后才见真性，这是第一步发现。

发现什么？

发现自心体、自性、道，是为见道。见道后修道，修道后得道，得道后成道。老子言："一生二，二生三，三生万物。"万物中有三，三而二，二而一，返还先天。这就是先顺后逆。

为什么要逆？

逆而顺之。

偈颂：

真意土

先顺后逆逆不逆，
逆而顺之未曾遇。
用逆实际是求顺，
真土现前乃真意。

第二十六课　人心生灭

第一节　人心生灭

人心想东想西，想南想北，想这想那，就是生灭之想。想完这样，想那样，想完这个再想那个。反复不断地想来想去，这就叫人心生灭。

不知道人心生灭是苦，以为是思想活跃，是好事。更不知道人心生灭是生灭，应该这样，纯属自然。不知道人心生灭造成世间很多烦恼是苦，也不知道人心生灭造成很多身体上的疾病。以为疾病是命里注定，以为生命长短是天注定，顺其自然。

因为人心在世间生灭，所以造成很多好的情绪、坏的情绪，或者不好不坏的情绪。这就是生灭现象的表现。人心想，不停地想，想完这样，这个想就算结束，这个想完结，这个想就灭了。接着又一个想生出来，就叫生。故言人心生灭现象，心的生灭，表现在轮回。从没离开东西南北的事物，在万事万物中轮回，亦叫轮回相。

心在世间生灭就是造业，造业可分善业恶业。世间人把世间思想分成善恶。有善的思想，有恶的思想。因为心理有善恶，所以造业有善恶。其实，都是众生自己世界的善恶。因为修真之行是大善，为了长寿这样一件大事而舍弃人世间的享乐，让其他人都能得到好处，所以是大善，这才是善业。

只要有想法，就有新的生灭现象。

修真之士崇尚“无思虑营营”，也就是不造业。修真之士是在修真。“真”是什么？就是“无”，“空”，“有”，“不空”，“色即是空，空即是色，色不异空，空不异色”，“道”，“性”，“命”。总的说，修长生，修不死。真就是不生不灭，长生久视。

人类一直在研究怎么样能长寿。有些人不遗余力地研究长生久视。一辈传一辈，一代传一代，寻找长生久视的方法。留下了诸多珍贵的经验和文章，形成了博大精深的知识宝库。指导着后来人顺着前人的道路走下去。为人类长寿的梦想而努力试验和积累新经验。

黄帝跟广成子学道十九年，总结出《黄帝内经》《黄帝外经》。从五千年前流传至今，历代修真之士与中医学都从中得到借鉴。

老子说“三一”，从三返回一，从一再回到零。黄帝崇尚的正是“逆而顺之”之法。说法言词不同，道理为一。

我们敬仰圣人，遵照圣人指导的路前进，实现圣人们的遗愿，都能达到长生久视的目的。那将是真正一个无忧无虑的童真世界。这就是大善。

第二节 人心生灭与修炼

人心的生灭现象造成生灭的力量。这种力量形成惯性力量，故人有生灭。人刚出生是婴儿，人死是老人。这是正常的生灭。还有不正常生灭，故言有寿夭。不管寿夭，皆属生灭现象。

《外经》有这样一段话："思伤脾。"就是思虑过度，脾就会受到伤害。又说："中央湿生土，土生甘，甘生脾，脾生肉，肉生肺，在天为湿，在地为土，在气为充，性属静坚，色为黄，消化食水，主思。"这是天地人三合之意。又言："邪入脾，一日传于胃，二日传于肾，三日传于膀胱，十四日邪散而愈，否则死。"又言："邪入胃，五日入肾，八日传于膀胱，又五日入小肠，又二日入心则死。"

以上说心思的伤害，人们自然运用心思，当然不知。古人讲“日用而不知”。所谓不知，是说不知心思的作用，也不知养生可以用它。

最浅显的不知，是每时都在用，而不知在用。以为这是自然，心思不可能停止。更不知思虑过度会造成疾病，直接影响到寿命。

人心生灭是其特点，可以利用这种特点进行养生。养生说中黄土，心土。“得土而化”，“得土而神”。“土以合之”，“土以成之”。故知“心法”之重要。

平常人只知自心是用在世间法，而不知人心自性，可用在修真上，是人人可以完成的一件大事。不知道修真是大事，把心用在世间法上，而去追求色声香味触法。

所谓世间法，色相即实相，声相即实相，香相即实相，味相即实相，触相即实相，法相即实相。

诸如日常生活一切小事皆需心思。学习诸项科技发明创造皆需心思。为挣钱需要心思，为当官需要心思，为做善事需发善心，善心恶心都是心思。不论善恶，皆有心思。心思之中有情绪，故影响身体健康长寿。只要情绪过于激动，就会伤害身体。

故言修真首先要把心定止一处。

怎么样才能让心思定止不动?

心若定止不动，就没有生灭。故可把心治在一处不动，用目观心不动相。这个方法，叫做治心一处。随便把心治在什么地方都可以，有八万四千处可治，故言有八万四千法门。但是，一处仍有心思，心思在一处，就不是真清净。我们要的是真正什么都没有的清净的心体。

故“应无所住”，才是净土。必须从治心一处升级到“应无所住，而生其心”处。无处而有处，无住而有住，有住实无住，才是净土。

《外经》说的“视而不见，听而不闻，无思虑营营”正是这个方法。这是至道入门法。是最简单的方法，也是最难懂难会的心法。故极少数人能真正理解并投入实际修炼。

所谓人心生灭，能到这个时候，达此境界，心已不生灭，故生灭之力会消失。人心无生灭力量，定止不动的心体，会影响人体驱散生灭力量，故可长寿。这是古人长寿之密法。

要有恒常不变的心，要有极坚强的静心。最好是无老死之心，心开之心大方广不变之心。真实的净土自然显现，发现自己在其中。

偈颂：

寿 量

人心生灭不生灭，
真土寂静为法界。
心体不动是密法，
万寿无疆亦超越。

第二十七课 降魔

第一节　魔　考

一切外境引诱、自身疾病和一切灾难、自己不明之疑惑都是魔境，对修真之士来说，都是魔考。

什么叫做魔考?

修真之士为了修行，需要静净的境界。可是，偏偏没有这样的境界。故言一切都是魔考。因为都是魔境，到处都是诱惑和疑惑，再加上自身疾病和各种灾难的侵袭，让人无法修行。这就是考验，考人的修行决心和意志，考是否真懂修行。意志坚强的人而且懂得这一切都是魔考的人，才是真懂修行的人。真懂修行的人，这一切魔考是考不住的，影响不了修炼的决心和意志，丝毫影响不了自己精进速度。

对于修真之士来讲，魔就是磨炼，考就是考验。

修行越有进步的时候，魔就会越来考验。进步速度越快，魔考就会越大。

修行“颠倒术”的魔考主要有以下四个方面：

一、外境引诱魔：即一切心外之境界。如：各种尘相，色声香味触法等。物质的引诱，金钱的引诱，各种欲望的引诱，还有各种外道的引诱等一切诱惑。

二、病魔：即身体各种疾病，造成思想转移，移到病魔身上。心中会想，有病怎么修？还是治病吧。

三、灾难魔：遇上各种灾难，思想随着灾难而走，忘记了修行。

四、自己心魔：杂念不断，杂念丛生，影响修真。想静不能静，随着世间境界转移，或自想纷飞。

这些都是魔考。四种魔境一到眼前，“视而不见，听而不闻，无思虑营营”就做不到了。就变成视而能见，听而能闻，思虑营营了。

正法问世，世间盲修瞎练之法纷纷出笼，扰乱视线。各种法门往自己法门中拉人。故正法受到遮挡盖住，不让人见到正法。是因为正法会挡住它的财路，所以千方百计拉人，笼络众人，壮大队伍，想办法出名。目的就是为了钱，不是为了人们长寿。这属于外境引诱魔考。再就是人的各种欲望被引诱，忘了修行，亦是外境引诱魔考。

当修行深入之时，身体的病魔缠身，疼痛不减，不适不已。自心随病痛而痛苦，忘掉了修真，思想不离病苦。这也是一种大魔考。有的修行人会想，还是先把病治好，然后再修行吧！有病的心在痛苦上，没有办法修行。这是病魔作怪，阻挡着人的决心，影响着意志。

自然灾害和人为的灾难，都属灾难魔考。自然灾害不只是修行能遇上，平常不修行人亦照样遇上。人各有命，命大之人遇大灾可以有命。命小之人可能会没命。故不要等灾难来临才想修行。灾难不来就应该抓紧修行。还有人为的灾难，也很难渡过。嫉贤妒能的人，通过各种人际关系制造诬陷理由，对正法弘扬者进行诬陷。让弘通正法之人遇灾难，大力遮挡正法弘通流布。造成很多人的恐慌，不敢修炼正法。灭掉正法的传播，是这种魔所高兴的。这也是正法断流的主要原因。这是灾难魔考。

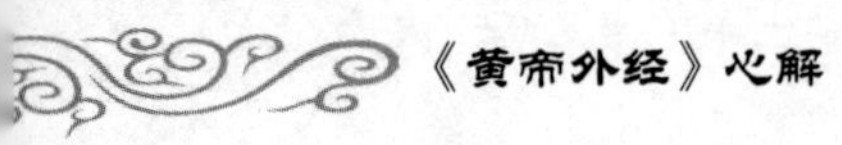

再一种魔是自心魔。

所谓自心魔，就是妄想不断，杂念纷飞。越修行杂念越多，妄想不能灭除，烦恼增多，失去了修行信念，这叫做自心魔考。

岐伯说：“绝欲而毋为邪所侵也，守神而毋为境所移也，练气而毋为物所诱也，保精而毋为妖所耗也。”

要知道自心是大医王，能医好一切疾病。故应重视自心，会运用自心。一般人不会运用自心。故，降魔亦用自心。

不要被邪思邪法所侵，不要被境界所转移心界，不要被物欲所诱惑，不要被男女妖人所耗其精。这是四项根本技术，亦是根本要求。这是修行长寿的人根本遵循的戒律，亦是对自己的根本要求。

方法很简单，就是“视而不见，听而不闻，无思虑营营”的三昧状态。

魔考来袭，首先在自心里就知道这是魔考。事先就有这种思想准备，临事可以很自然应世，不会手忙脚乱，失去方向。

“逆而顺之”的“视而不见”技术技巧，始终不丢，不断，不灭，不忘，就是降魔。忘了，丢了，断了，灭了，就是让魔给考住了，不及格了。

偈颂：

魔考非魔考，
亦非不魔考。
降魔在自心，
无心魔没了。

第二节 自 魔

修真之士不应该有降魔思想。有降魔思想的本身就是魔，是降魔魔。因为有降魔思想，这个思想就是妄想，故是魔想。应该是正确的思维，而不应该是妄想。

什么是正确思维呢？

思维我心体，我自性，中央戊己土，不离探原，不离道体，不离我这无边身。

若出现其它什么想法，都不是正确思维，都是妄想，是魔考现前。因为出现其它思想，出现了漏洞，我们把它叫做有漏。这是有漏之想，当然不正确。

若是有修行方法之想，就是心外求法。心外求法，一切法都是魔考。若是说有烦恼，就是正确思维之外的思维，仍然是妄想，把这种魔叫烦恼魔考。

若说我在修长生，这就是正确思维之外的思维，仍然是妄想，故称长生魔考。若说我持戒，当然是正确思维之外的戒律，仍然是妄想，称作律魔考。若说有众生，也是正确思维之外的想法，故是众生魔考。

若说我在修习定力，自然也是正确思维之外的想法，这都是心外之法。这个可称作修定魔考。若说我见国土山河，也是正确思维之外的说法，所以叫见国土魔考，到处都是魔的故乡。

正确思维之外，没有得失，没有是非，没有贫富，没有嫉妒，故言若降自心魔。

如果不知道这样区分而求别的什么去降魔，就是狂乱颠倒，而不是真正的颠倒之术。这样的人，内魔外魔竞相起来，必被外魔轮回之法所引导。这样的人，永远也分不清哪个是正哪个是邪。邪道如何修真？一切皆假。

怎么做才叫一切皆真呢？

不用思维之心，只用见闻觉知自性。自性的见闻觉知什么能力都有，一样不缺。

能住在正确思维之上，用见闻觉知自性应对一切世间尘相而生出的法，实际心没动，才是正法。

除此不二之法之外，没有正法。这个正确的思维也可以叫做正念，即正确之念头。这个念头叫一念心。一念心不间断，不丢，不放，不灭，不忘。这个是道相的道心。古人说“不退道心”，就是这个心。故言是心非心。直心才是真心，而不是意念之心。这才叫正定之心，正修行之路。

无相化做实相，无为本是有为。实相化成无相，有为化成无为。世间化成出世间，出世间化为世间。这是直心境界。直心是真心土，是真意土。亦称无心土，无意土。实相本是无相所化，无相即是实相。虚空是无相实相，实相化无相实相。十方皆是真意土，无意土，无心土，真心土。这些才是实相。故言不二，不一。是一，非一。一切是一，一是一切。一是真土，土本无土。无土是真土，真土无量。无边无际，大通方广。我住在此地，此地是我家乡。长此不离家乡，久久静默守候家乡，是家乡非家乡。又如大身一样，粘连一体相随而动静。一切不离世间，一切都在世间。一切不误世间，一切随缘世间。

平常不修行人应该变成修行人思维方式，也应该修养生至道，求得长寿，享尽天年。故世间人应该来一次思想大革命。变一下思维方式，世界会是一团和气，和平而无战争。统享自然快乐，无有忧虑烦恼，自身充满喜悦。这时你才发现世界是如此美好。

大道不二，亦不一。老子谓“一生二，二生三，三生万物”，明确万物中有三，而二，而一，而零。是真性命，道心一如。

如如之相，非相非不相。无相之体，实有之相。相如无相，无相而真实相。这是入门之相，见如实相，当知已入门。应知，入门后仍有很长路程要走。

前边说降自魔方法。其实，是降一切魔考的最终方法。是入修真之门的最直接方法。

偈颂：

无　魔

降魔不降魔，
不降魔降魔。
不存降魔想，
是谓真降魔。

第二十八课　在当下

第一节 当 下

什么是当下?

这个问题人人明白,当下就是现在情况下。但是,你却不知道当下的重要性,尤其是对修真之士的重要。可以说,修真之士的当下,就是永恒。

若当下做到努力,就是成功的当下。有一个成功的当下,回头望一下走过的路,没有后悔之处。不然,说明你把当下都浪费掉了。

当下是重要的当下,是不可浪费的当下,是应该努力的当下,是不放松的当下。

当下,没有过去、现在、未来。当下是没有变化的当下。当下就是当下,到任何地方、任何时间当下仍然是当下。不管你是否成功,当下不会变。把当下当作永恒,永恒就是当下。

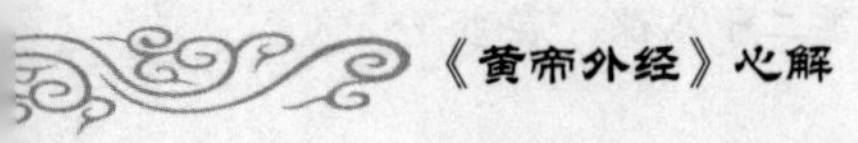

当下是功，当下是成，当下是果，当下是就。

功成果就在当下，故言当下重要。

平常不修行人的当下，是不断变化的当下。修真之士的当下是不变化的当下，永恒的当下。平常不修行之人有无量无尽个当下，修真之士的当下只一个。无量无尽大劫都是一个当下。是一个不执着而执着的当下，执着的是不执着。

当下是什么?

死在当下，活在当下，一切皆在当下。行住坐卧的当下，吃饭睡觉的当下，都是世间法的当下。

修真之士的当下，虽然也有这些内容，但是他们的当下，真意戊己土的当下。他们也吃饭睡觉，也有行住坐卧。虽然是吃饭的当下，睡觉的当下以及行住坐卧的当下，但是吃饭睡觉、行住坐卧时的当下，真意真土的当下，探原的当下，逆而顺之的当下。这个当下，是当时当地的当下，亦是永恒的当下，不变的当下，执着不执着的当下。瞬间当下，亦是久久不变的当下。

有这样的当下，才有当下的成就，才有当下的果实，才有当下的喜悦和满足，才有当下的了义感。

故言当下是实在的当下，努力精进的当下。正确思维的当下，正确观心不动的当下。正确性命的当下，一如无它的当下。一体同观的当下，视而不见的当下，听而不闻的当下，无思虑营营的当下，阴阳颠倒的当下，窈窈冥冥的当下，昏昏默默的当下。

名称很多，实际就一个当下。为了说明道相而说这些名称。故应离开文字相，而取意象随心运作之，即得真实境地。心能随着意境运行，自然深入其间。若依文字作解释，恐怕两千五百年亦解释不通，越解释离道越远。有些人专门喜欢解释文字，故知这些人不知当下的真实意境，他们以为别人也不知真实意境，他才去解释这些文字的。道相不在文字理解中，而在自心随意实际操作中。

故知修真之士能抓住当下心体、自性。可以随缘不变，不变随缘。当下的不变，是永恒当下的不变。故言精进，逐渐积累功夫而达功成果满的成就。只有这样的当下，回头看看来时的路，而无遗憾。

偈颂：

当 下

当下非当下，
而非不当下。
功成果满地，
一直无变化。

第二节　功夫在当下

何谓功夫?

心能静定是功夫。

如何能静定?

“无所住”后“而生其心”，抓住不放不离，不灭，不忘，不断，成心体不动相，即做到新的静定功夫。

用不执着抓实相，用舍心放心抓实相，用不假任何方便抓实相，用不住抓实相。若能抓住实相不放、不离、不灭、不忘、不断，成就无相实相，即是第一步功夫。

所谓“无所住”，“不执着”，“舍心放心”，“不假方便”，就是实相无相的功夫。把实相变成无相之后，再深入到“而生其心”的实相之中。能做到实相无相，就能得无相实相之果。也就是说，把实相视作无相，就是“视而不见”，不见实相，成就实相无相。随之实相无相，一念心开。这个一念心开的形象成为实相。见性就是实相，且应抓住此实相，就是无相实相。

虽然算做功夫，但不是功夫。只在当下如此做功夫而得到这个结果，就可以叫做功夫。

一再强调不要解释文字，而应该按照字意用心操作，紧紧跟随不放，直达彼岸。不要以为说岸，有个岸可登。这是比喻，实际无岸。故言与理解文字无关，是修炼而不是文字解，要做的是功夫。实际上，功夫也不是功夫，也是比喻，把得到的结果说成功夫。默默地在心中自己运行，真正做到心静止不动，是为静定功成。

这就是当下要做的功夫，故言功夫在当下。不可忽视当下，不要浪费当下。把这件事放在一切当下，当做当下第一件大事，最重要事，必须要办的事把它办完。在办这个事的同时，可以办一些世间尘世，但不要影响第一件大事，不可以影响必须要办的最重要事。这就说到“不变随缘”的问题。

当下必有世间各种缘起，缘起随之，并不攀缘，没有攀缘，不知去攀缘。来缘随缘，随缘不变。是说直心随缘。

能随缘不变，也是功夫，这很重要。当然是当下工夫。

清楚地知道，我用的是见闻觉知，而不是用的意识，妄心没动，依然可以应世。功夫到这一步，仍然不动、不变，这也是功夫。

这些功夫，虽然名功夫，但不是功夫。也是用心做事情，用心做事情不是功夫。为了让人明了其中真意，命名为功夫。说的是道相，而非名相。过去各种书中皆说名相，没有道相。在文字中显出道相，是一件很难的事情，故常用比喻。不要把比喻当作真实就可以了。

道相不用解释，实际上道相没有办法解释，只能去发现。故一切解释都是错误的，根本不可能正确。只有名相可以解释，可是与道相根本不沾边。只能是名词解释，属于文化范畴。越解释得明白，离道相越远。这类文字章句比比皆是，不必举例。

文字是说不清功夫的。只有有功夫的人知道什么是功夫。如果让你用文字去说功夫，那一定是无能为力，无法形容。就好像吃到一个水果，口感是特殊的爽口酸甜，吃过的人知道其滋味。没吃过的人不知道到底是什么滋味。如果一说特殊口味，他就如同尝到一样的感受，那是不可能的。必须是亲口尝一尝，才能说出自己的感受。而这种感受别人无法知道。不论你怎么形容，他也不能知道。这种感受就是一种道相。“特殊味”就是名相。故言越解释名相离道相越远。功夫就是这样，自己有了功夫才能说出感受。说出的名相不是功夫，这个道理应该搞清楚。如果说能解释名相就是功夫，也就没有功夫可言了。所以古人说“道相绝传”。只能说一用些方法发现道相，而不能解释道相。

故言功夫在当下，道相在当下。

偈颂：

一合相

实相无相相非相，
非相无相乃道相。
言词道断实无心，
无相实相是真相。

第二十九课 一念无量劫

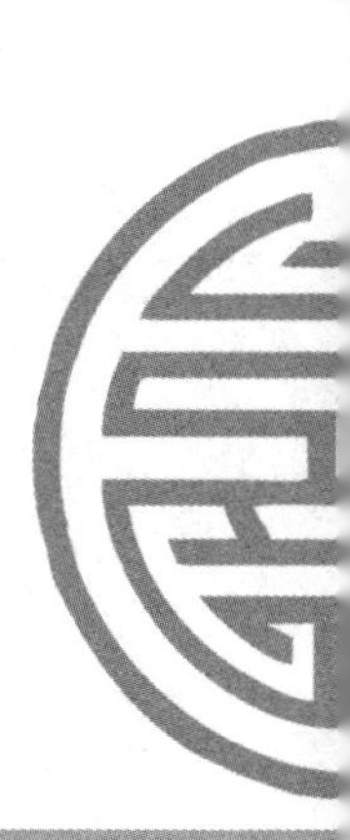

第一节　一念心

平常我们一念接一念，念头不断，妄想纷飞。所谓一念，就是不能有第二念。平常称我们的心杂念无量无边，不能自治。现在说的一念是要我们治理自心，不生二念。要求达到无念之念，即为一念。若有一念就不是一念了，就是二念了。不论你把心放在任何一处，都是二念心了。第一念是住，第二念是一处，故是二念心。

所谓一念，是没有念之念。为一念。

是故，知道真意戊己土是一念。心不动即是一念。心若动就是二念，若再有一处，变成三念。这就是“一生二，二生三，三生万物”之真意。所谓三生万物，即是形成“意识”了，为万物。故言一念心是无念，回归于零的状态。守住零的状态为一念心，也就是无念的状态，即为一念状态。这才叫做一念心。

精神集中不能称作一念心，因为精神集中之时，已经是三念以上了。所以不能名一念心。不懂一念心的人说精神集中是一念心。一听就知道他说的有漏洞，是错误的。故应确定一下一念心的实相，明确一下一念心的概念。

无念之念为一念，有念之念为二念以上。

心不动时，是零位。零位你已经有一念了。心一动又是一念，若有念，即三念以上了。故知精神集中属三念以上的念。

为什么零位是一念呢？

因为你的念头在零位上，所以是一念。心若不动，为一念心。心一动就是二念了，有一个意，就成三念了。故知精神集中属三念。

所说的做事时一心做事，吃饭时一心吃饭，学习时一心学习，练功时一心练功，这都属精神集中范畴，并不是一念心。其实这是多念，不是一念，更不是一念心。凡是想修行的人都应该知道这样的基础道理，不应该说外行话。

那么，究竟什么样的心，叫一念心呢？

一念无量大劫，一念永恒不变为一念心。这样的心，才能叫做一念心。不论世间法中、出世间法中，都不离开一念心。在一念心中做事情，在一念心中应对一切世间诸缘。

能不能应对诸缘？

看你的决心和坚强意志。所以有的师父让自己的弟子发誓、发愿，就是这个意思。

“视而不见，听而不闻，无思虑营营”就是零位，无念状态。但是，你用的是“视而不见，听而不闻，无思虑营营”得到的零位无念。有为与无为一体化，故应该是一个念头。不应该是无念，也不应该是有念，只有这个念，才叫一念。

若把心定在一念上，为定成。这个定，没有入定，亦无出定。故不存在入定出定。没有坐禅不坐禅，故言入定出定是没有用的。静净只是一种状态。也就是说，在一念心中静净的状态。静净不是目的，而是用这种状态去达到结出“一体”之果。有一体之后，一念心又住在一体上不动了，变成了无住而求得一体金刚不坏。一念心状态不能断，不能灭，不能离，不能放，不能丢，不能忘。

平常人念头不断，妄想纷飞，有入定，有出定，都不是一念心。因为出定就断了、灭了，又回到世间来了，都不是一念心。让你练习定力，是为了一念心成就。故知练习定力是启蒙教育。

什么时候需要一念心呢？

开悟以后需要一念心。

什么叫开悟呢？

开悟时，即见性。见性后，就不放掉它了，不忘掉它了，不断不灭不离它了，认住它了。就叫开悟。因为你知道这个实相就结果的实相。没有这个实相就没有结果。

懂一念心，才知怎么修行。才知道修行有多难。前边所说的随缘不变，不变随缘，是一念心不变而随缘，随缘一念心也不变。关键在自己决心和意志是否坚强。没有决心和意志的人，不能修行，必会半途而废，退出道心。

偈颂：

修寿命

一百万劫一念心，
意志坚强来修真。
决心不坚快退道，
只修健康长寿身。

第二节 无劳汝形

行住坐卧皆是一念心，不需特意坐禅。行住坐卧皆是禅，不需要特意站桩。《黄帝外经》说："无劳汝形。"

有一念心，再去坐禅，再去站桩，是画蛇添足。有足之蛇就不是蛇了。

何谓"劳汝形"？

凡是有动作的形象，都叫劳汝形。比如跑步、竞走、跳高，各项体育运动，还有练气功，无论是内功、外功，还是打拳及各种桩功、静坐，等等，凡一切有形有相皆属"劳汝形"。有人说"有形有相，皆虚妄"是对应一念心而言，故言"无劳汝形"。

但是在一念心中，可以随缘，又可以劳汝形。必须是在一念心的条件下，可以随缘，又叫随缘不变，不变随缘。这个劳汝形，不是有意劳汝形。在一念心里，没有劳汝形不劳汝形。仍然是在无劳汝形之中。

用见闻觉知应对世间一切缘，用见闻觉知就是直心。在一念心的情况下，应对世间缘。在外形上看，属于“劳汝形”，这个“劳汝形”中无心，心在一念心上，故不是“劳汝形”。这个状态，修真之士自己明白，外人不能知。故言“人不知我，我独知人”。这种无劳汝形，才叫做随缘不变，不变随缘。故言随缘不变，只有修真之士可以做到，外人无人能够做到。平常人不修行，更做不到。必然是随缘心动。一随缘心一定跟着缘而动。根本无法做到随缘不变，不变随缘。所以更做不到“无劳汝形”。

若“劳汝形”，势必离开一念心，离开阴阳之原，离开大道，离开成就长生久视的唯一之路。

“无劳汝形”还有一层意思，就是不要过于劳累，应该劳逸结合。年轻人要多静少动，老年人应该多动少静。一切以适度为准。一切都不可过量。该静则静，该动则动，动静结合。自己应该随着外缘确定动静，不要自己规定一个动静。一切不离一念心，一切不离“探原”。

久行走，久站立，久静坐，久横卧，皆能致劳损。久久一件事致疲劳，这都是“无劳汝形”范畴。疲劳或不疲劳自己知道，自己掌握，故“无劳汝形”。

“视而不见”，视而不视，可以久视。“听而不闻”，听而不听，可以久听。“无思虑”而正确思虑，可以久思而不思。三而为一，名曰三一。

这对“长生久视”和“度百岁乃去”都有直接影响。修真之士应该重视起来。

偈颂：

昏默窈冥

阴阳探原劳汝形，
不变随缘法也成。
一念之中无二念，
圆融昏默和窈冥。

第三十课　食物

第一节　为生存而食

《外经》中说："节饮食以益其气。"气，是指元气而言。元气亏损不能养自家之神，必不能长寿。若元气充沛，身体才不会垮掉，才有健康长寿的希望。

人生在于元气，身存元气，生命才存在。跟呼吸之气有一定关系。人没有呼吸就成死尸。有这口气在，就是活生生的人。元气养神，元气是神之食粮。故言元气重要。所言精气神，是元精、元气、元神。"节饮食以益其气"，就说的是元气。

《外经》是中国五千年以前的人类的文化遗产，一直指导着后代人，应该给予保护和继承。

《外经》提到"节饮食"，说的是不要多吃，也不要饿着，要有节制。这样，胃的消化功能会充分发挥其作用。吃多了，增加胃肠负担，消化功能发挥的不够充分，实际是一种浪费，也是自己在祸害自己。

不在于吃什么，而在于吃饱不饿。

老牛吃草，什么都不缺，而且还产牛奶。让老虎吃草就不能吃，会饿死。老虎就是肉食动物，不能吃草。让老牛吃肉，大概也不行，可能也会饿死。人的食物从古至今，早已确定。

天上飞的各种禽类，地上跑的各种动物类，水里游的水族类，田地里长的谷类、蔬菜类、果品类，哪些可以吃，哪些不可以吃。凡是没有毒的都可以吃。都是人类在多年生活中积累的经验。《外经》主张一切可食之物尽可享用，但是要“节饮食”，不可吃得过分太饱。这与宗教不食动物肉的主张完全不同。不要往宗教戒律上联系。

吃什么或者不吃什么，是世间法，是众生自己的事情。

有我，为我，贪我，心法一直不停地动，不住地轮回。可以知道，一念心还没开，还没有见性，没有见道。故更没有实相无相，无相实相。没有实相可住，离开悟甚远。开悟后才能抓住实相不放松。能认住实相者，才有真正的一念心。这个一念心是心体放开的一念心，是开门的一念心，是入门的一念心，是不变化的一念心，是百万大劫的一念心，是“一体一躬”的一念心。

故，不应该执着吃什么或者不吃什么。若不是宗教人士，应该解放自己，不应该束缚自己。可以随便选择，想吃什么就吃什么，吃什么都有营养，吃什么都是身体所需要的。若能“节饮食”，吃食什么都会感到香甜，爱吃。别人能吃的食物，我也能吃，没有任何束缚。

老虎看兔子是食物，就吃兔子。

兔子看草是食物，就吃草。

人看鱼是食物，可以吃鱼。看谷物是食物，就食谷物。看蔬菜是食物，就食蔬菜。看没有毒素的可食之物，只要能食可做食物，就可以食。常言道：“民以食为天。”饮食，是自然法则，不可更改。不食即饿，食之过饱即伤胃。故有“节饮食”之说。食什么不食什么与真修行无关。这种修真之法，在中国五千年以前就存在。

偈颂：

节饮食

节饮食，益其气，

一百年，一世纪。

吃何物，乃天性，

约束自己实不必。

第二节　改变思维方式

修养生至道应该改变自己过去的思维方式。首先是不可“人云亦云”，轻信别人。应该坚决地相信自己，相信自己的判断和认识能力。

前边说到“节饮食”与真修行毫无关系，但修长寿是必不可少的。若享尽天年，一定要这样做。这是一项很重要的条件。

这节，我们说的是思维方式。主要讲解一下怎么样改变自己的思维方式。为什么要改变思维方式？改变成什么样的思维方式。我们要的是修长生久视的正确的思维方式，故要改变不适应的思维方式。

应该提醒的是，修行修炼，有极大的吸引力，能叫人着迷。着了迷，才有兴趣改变思维方式。老子的“道”，家喻户晓，能得道、成道。所以能叫人着迷。能着迷，当然愿意改变旧的思维方式变为新的思维方式。

改变思维方式，不是想改变就能改变的。是因为修行进入探原状态而自然改变的思维方式。是愿意修行修炼，真实进入修行而得到的思维方式。是自己自然改变的思维方式。故应认可自己改变思维方式。认可新的思维方式是唯一正确的思维方式。这个时候，才算改变了思维方式。

在正常情况下，眼见什么就是什么，是什么颜色就是什么颜色。是大就是大，是小就是小。是方就是方，是圆就是圆。在左就是在左，在右就是在右。有就是有，没有就是没有。火就是火，水就是水，木就是木，金就是金，土就是土。禽就是禽，兽就是兽。地球就是地球，太阳就是太阳，星星就是星星。云就是云，雨就是雨。霜就是霜，雪就是雪。人就是人，牛就是牛。马就是马，羊就是羊。好坏对错人的标准，好就是好，坏就是坏。对就是对，错就是错。白色就是白色，黄色就是黄色。红色就是红色，青色就是青色，黑色就是黑色，绿色就是绿色。一切以实相标志确定人的思维，故为实相。

当进入探原状态，窈冥之中神思与正常思维当然有区别。

为什么呢?

因为心已离开实相，不着住在实相上，而是在自己心体上，“原”上，“道”上，“性”上。故，心神确认的是心体相,原相,道相,性相,而不是实相。所以一定是不一样的。思维着住处是心体，原，道，性。所以是“状态”中的思维。这个状态中的思维才是修行的正确思维。

能在“状态”思维中，说明你在修行。不是状态思维，说明你没修行。故言决心修行的人，应该学会改变思维方式的技巧。按照技术技巧操作，去改变自己的思维方式。

修行人的正确思维方式从外表上看是什么样的呢?实际上，他的思维没在世间，而在出世间，故言出世间语言。他会说：没有颜色，没有大小，没有方圆，没有左右，没有有没有，不是火，不是水，不是木，不是金，不是土。没有禽兽，没有大地，没有天空，没有日月星。没有雨云霜雪。无人无我无众生。不是牛，不是马，也不是羊。没有对错好坏。什么都没有，什么都有。一是一切，一切是一。

为什么呢?

因为全身心地在自己一体上，故有这样的思维方式。所以说改变思维方式。

古人师父传授弟子“真传”，就是叫你改变思维方式。所谓得“真传”了，得“密法”了，说的就是此处。

“视而不见，听而不闻，无思虑营营”就明白了。“阴阳颠倒”就明白了。“逆而顺之”就明白了。只有心领神会才能走正确的修行路，才叫正修行，不然会歪。故言如此修行为正思维、正修行、正定、正道、正精进、正命。

不正就歪，不可不明。故知思维方式重要。

偈颂：

无 人

思维正思维，
探原不轮回。
阴阳颠倒颠，
个中真无谁。

第三十一课　归命

第一节　认识我命

修行过程中的认识性命步骤是绝密步骤。能分别清楚哪个是自己的命，是修行的关键所在。因为知道命才能归命，不知命你归什么命？所以，古代先师从不泄漏的绝密技巧，今天在此公开。公开的是修行的绝密技术。

一个活人，一个死人，他们俩对比一下。有什么不同？

活人有呼吸，有心跳，循环系统不停止。死人不同了，没有了呼吸，没有心跳，循环系统全部停止了。

为什么会这样？

因为活人有命在，死人没有命了。

命是什么东西？

命是一种精微冥质物质，它是生命的原动力。有这种原动力，心脏跳动，呼吸正常进行，循环系统不停地循环，故表现出活人特征。这种精微冥质物质离开身体，原动力没有了，心脏因为没有动力牵引停止跳动。没有原动力牵引，呼吸停止。没有原动力牵引，循环也不循环了。没有一切动相，成了死寂，就是死人。

《外经》告诉我们“探原”，就是要我们探清自身生命的“原”动力。要我们知道究竟什么是生命的“原”动力。这个“原”动力称为“原”。黄帝要我们“探原”，就是归命。

那么，我们能不能分清哪个是命，哪个是意识心？所说的性命之性又在哪里？不修行人是分不清的。不修行人也不懂不知处在蒙昧状态。自己处在蒙昧状态自己不知自己蒙昧，都认为自己很聪明，以为自己很有智慧，甚至认为自己很了不起。实际上，你有什么了不起？最高的身体不过两米五，最大寿命一百至二百岁，在大自然中是微不足道。《外经》中说的长生，作为人类应该追求。我们就应该把“什么是命”这个问题搞清楚。

探什么“原”？命“原”。命“原”在哪里？

在呼吸之中，在循环系统之中，在心脏跳动之中，在思维之中，即在第六意识之中。因为有原动力存在，所以这一切都“能动”地活动。一切生物和动物都是如此，没有例外。不管哪一种众生，你的六根全不全，都有呼吸，有循环系统在体内循环。为了生存而收取各种各自所需的营养，让自己生长发育，由生到死，为一生一世。

为什么看不到这种精微物质呢？

过去圣人已经给予了回答，并命了名，叫“冥质存”。只有在窈冥状态下，才能知道，才能发现。《外经》说的“窈窈冥冥”，就是发现“命”的密法。如果你能进入窈冥状态，自然会知道“命”在何处。能发现，就可以确定。发现不了，怎么确定？故言外行人没有资格说“归命”。

道家在很多经典中说“心死神活”。其实说的就是探“神活”这个的原。“心死”如何探原？“心死”是说“心不动”，并没有真死。心不动形容为心死，这是入门的方法。

“心死”才能做到“视而不见”，“心死”才能做到“听而不闻”，“心死”才能做到“无思虑营营”。只一个“心死”，也就是说，心不动了，才能做到这一切，才能处在“窈窈冥冥”“昏昏默默”的状态里，这就是修行人的状态。

假如人人都处在这种状态里而为自己的长寿而努力，还会有社会上的争夺吗？那将是你好我也好的社会氛围，和气生财的氛围。一番大治的景象渐渐出现、生起。

“心死”之法，暂介绍两种：

第一种，治心守住一处而不动。

第二种，心无处居住而不动。

前边很多课中大概都讲解了，有必要再复习一下，加深理解。

第一种心不动的方法，是启蒙的方法。让你知道把心治在一处可以不动。心不动的力量就清楚了。第二种心不动的方法，是实法修行。让你运用第一种心不动的力量而达到如金刚一样不动。成就一心不动相，变为一体同观。启蒙是治心一处，升级为心无所住之时，达到心开。

心开之时有个实相，即为见性。见性后若认住实相，就叫开悟。开悟后认识性和命，才知道见闻觉知，才知道什么是归命。

归命何处？

命归于性。

为什么命归于性？因为性是实体。所以命要归于性。性体中有命。

如何认之？

见闻觉知我性体即为认之。到这时，你才真正认识自己，才有信念，“我命在我不在天”。因为你见到光明。

偈颂：

可　能

真实能够不可能，
归命不枉我修行。
认命认到自性里，
一体性体见光明。

第二节　归命[1]之相

能修到归命这一步，已经很不容易了。应该受到众生尊敬和佩服。要想懂归命，必须做内行修行人。外行人没办法弄懂归命。故，言说归命是为修行人说的技术技巧，外行人没有分。虽然把命说清楚了，但是外行人仍然不能懂得。修行人对外行人说的愚昧语言不必计较。他愿意愚昧，就叫他愚昧，就叫他愚昧一辈子。什么时候醒悟开始修行了，他自己就明白了，不必做什么解释。

这节课要讲的是内行人的事情，与外行人无关。外行人看了之后，不知道说什么，不能懂得，不要乱猜测。如果你想懂，就应该脚踏实地修炼，从“顺

① 归命，梵语。有二义：一、身命归于佛之义；二、归顺佛之教命之义；三、命根还归于一心本元之义。

逆探原”开始，变成内行之后，你会明白，一切都懂了。

归命之相是个实相，冥冥之光即是生命。生命之光晃耀性海，一相合相即为归命。性命一体不离不分，一体同观一体一躬。外行人不可测度，谁修谁得实相生命。性命法性无生无灭，一念心开自见真命，知见真命才去归命，不见真命如何归命？真心若在性海之内，不用归命已然归命。性命一体不修而修，实相无相一体二躬。法法通化化无所化，大通方广无限畅通。业识本一无有二相，不二业识一切众生。一切诸法无取无舍，无邪无正无响无应。体虽空寂而是实相，实相无相有无相同。真实一体自然功验，有土无土净土筑成。逆而归命亦为缘起，亲圣亲贤，亲天亲命。若此才是成圣之道，解脱之时若空不空。不空本是一句真诀，无相实相成就不空。不空之体乃一大身，一身大觉无处不静。畅通无极空旷大野，回光返照本照身中。深知此法难解难入，实相不灭即为圆通。圆通即是归命之相，归命全在一念之功。一念之瞬百万大劫，念念一念决不放松。不知哪是上边下边，也不知道哪是西东，若是不懂不要评论，虽然无形实是有形。有形无形并不重要，性命之光晃若明星。光耀大千胜过日月，不明不暗亦无明星。一念不断金刚之体，昏昏默默窈窈冥冥。阴阳颠倒顺逆探原，无视无听抱神以静。形将自正必静必清。目无所见耳无所闻，心无所知乃可长生。得一毕万更无多法，无光有光不暗不明。不觉之觉不是外有，若有正觉还需正等。等觉本一实不分离，性命实相自然得成。无相实相众生不知，功成之功全在归命。归命之相外人不知，这话只有行家来听。一切外人无法测度，自己知道自己功成。

好啦，这段话是说给修真之士听的。

修真之士修到此处，按照上边说教执行，不可偏离。一般来说，修到此处，已经偏离不了啦。因为一念心的定力不容许再改变或退道。所以，到此已经保险了。

有身再有命，才是生命体。只有身而无命，身是死尸，这个道理很浅显。按照操作方法操作，每人都行。

偈颂：

归　命

实相在归命，
功夫有始终。
密法谁知晓，
本在一心中。

第三十二课　原是身

第一节　层次分明

《外经》中说的修炼至道是按照方法技术操作、层层发现、步步有验的方法技术。每步有验都是发现，应该叫做发现法。自己就可分清层次。

层次图解表

层次	方法	结果
第一	视而不见	心开实相
第二	发现实相	见性解结
第三	认住实相	不丢不忘不断灭
第四	不离自性	开悟
第五	不变随缘	圆通
第六	空有一体	一体同观
第七	发现一体	坐享等觉
第八	发现自性	不觉之觉
第九	大身无边	似有大觉
第十	自性实体	金刚不坏

图表说明：逆而顺之探原头，大逆才能有大顺。全方之逆全方顺，空静自然是一体。一体同观无边处，

原来本觉是自己。自己不动自己静，一切皆定是法喜。心开解结我自知，见性开悟明道理。

下边简要说明一下各层次的基本情况：

第一个层次，用的是“视而不见”方法技术，得到心开见实相的结果。心开之时，有一种强大力量，如同打开两扇门。立即觉得空灵舒适，呼吸顺畅，全身美极。

第二个层次，紧接第一个层次见实相而知实相。这是个见性状态。才知道这个实相是性，心中明白自己见性了。同时感到身体融入自然，与自然同步造化。过去结的结，一瞬间解结势力不可抗拒，解结轻松感即刻出现。

第三个层次，认住实相。运用不丢、不忘、不断、不灭的强制手法，达到不断不灭的结果。功夫一久，就发现“源”头已经不离、不断。

第四个层次，知是自性，从而不离自性，如同在自性之中一样。在自性之中，即解六根结。一切都懂了，一切全知了，称为开悟。

第五个层次，长此以往，“原”头不灭不离，法法通化、化无所化，是谓圆通。

第六个层次，得圆通者，才可以随缘不变。这时才知空有是自己一体身。实相无相，空与有是一体，才可以一体同观，而知一切是一，一是一切。得一毕万。

第七个层次，有新发现，发现这是我一体实相初形。可以修等觉之功了。不等之等、不觉之觉在此进行。享受法喜充满，不觉而有觉，有觉而不觉，坐享等觉。

第八个层次，真的发现自己一体实相。清凉无染，静净之体。不有不无，无相实相，不觉之觉，似存大觉。

第九个层次，大身无边，真如大觉，无处不觉，觉而不觉，不见而见，不闻而闻，不知而知。见闻觉知命在其中。

第十个层次，心理变化结束，知随缘业报而无所计较，应该如此业报。知跳离轮回可长生久视。虽然一体实相明确，但是这是不知不见。身如虚空不可打碎，坚如金刚不坏，成就永恒。

以上十个层次是简明讲解。要想真实了解，还须自己步步证实，自己去发现奥妙。若能自己修行证道，你所证道的经验价值连城。自会体到其中乐趣，体会到当下的意义。

你会说："没想到，步步是发现，真和自然造化交上了朋友。朋友真知我的心，这位朋友才是知音。但是，世间的知音少到极点了。"我什么都没有了，但什么都是我的。

第二节　探原是探生命之源

探人之生命源头，故言探原。把这个经验过程说给后人听，后人修行可做参考。余修行得的利益，供后人分享，或许亦能得此利益。“望子成龙”是父辈的愿望，望后人成就长生久视之果，亦是先辈的愿望。哪一个先辈也不希望自己的后代短命寿夭，都希望后人长命百岁。故有岐伯稽首奏曰：“大哉言乎！非吾圣帝，安克闻至道哉。帝明知故问，岂欲传旨于万祀乎？”

可是不知什么原因，从汉朝末期直到今天，《外经》重见天日，这将近两千年时间，《外经》究竟怎么了，为什么如同湮灭一样而无人知道。幸有今日之盛世，弘扬中国古老文化之际，《外经》同人类见面了。这是一件幸事。我们终于感受到黄帝老祖对我们的亲切和爱护。我们不能不敬仰我们的黄帝老祖对我们的关怀。故有岐伯“何心仁也”的一说。大仁大爱超过天地，当然让人起恭敬之心。

《黄帝外经》的重见，补充了《黄帝内经》的缺失部分，使中医宝典更加完整和细致。一“内”一“外”，互为表里，成其圆满系统工程。《内经》从中医讲到养生，《外经》从养生涉及到中医，圆融无碍。表现出中国五千年以前文化的辉煌，让中国人感到骄傲。

在不变随缘阶段，难就难在“不变”还能随缘。在一念心不变中随缘，平常人是做不到的。必须经过磨炼后，随缘时审察自己是不是能不变，是不是真不变。功夫到家才可以，故言随缘不变难。读者若不信，你自己试验一下不就知道了吗？这些与你信不信没有关系，可以说一点关系都没有。一就是一，一不等于二。

能在不变中随缘，就很了不起了，不用说自性成就了。

所以探原之“探”字恰如其分。

能探到原，才能成功，探不到，必然失败。故言不容易。

余学过道家诸多派的修炼理论，亦学过佛家理论，还学过儒家修炼理论。参考了三家修炼之道的理论后，没有走偏路。

儒家言："君子终日乾乾。"

道家言："致虚极，守静笃。"

《黄帝阴符经》说："观天之道，执天之行尽矣。"

《参同契》言："耳目口三宝，闭塞勿发扬。"

《金刚经》言："应无所住，而生其心。"

从诸多技巧知识看，不外乎在"顺逆""性命""阴阳""有无"这四个方面下工夫才是正路。主要是入门。不可急于求成，要循序渐进。

再讲一下入门：

把目光放在眼皮外边一尺远近，目不着物相，放在虚空。自然发现自己有个大虚空。极清、极静、极远、极净。这是心量放大的景象，所谓"窈窈冥冥"的状态。细心观察发现虚空的开始，有一种奇妙力量如同把身体撕开而舒服至极。不要去感受这种舒服的感觉，而要寻找心开的形相。若能找到心开的形相，就是入门，就是见性。其实，见性不是见它，而是在自己的见能上。只有这样，才能知道这个是实相，然后认住实相毫不放松，进行“一体一躬”的修炼。也只有这样“探原”，才能探到“原”。“原”是自己，“原”是自心，“原”是自性，“原”是我命，“原”是一体。

偈颂：

果满地

探原成就难不难，
无边真土在眼前。
关键保住一念心，
一果满地大且圆。

附　录

介绍一种调身之法

先解释一下词语。因为调身之法从这些词语中产生，所以先解释这些词语。

《参同契》言：“耳目口三宝，闭塞勿发扬。”

《黄帝阴符经》言：“观天之道，执天之行，尽矣。”又言：“机在于目。”

《易经》言：“乾元亨利真。”又言：“天行健，君子自强不息。”又言：“君子终日乾乾。”

《八段锦》说：“昂首观天安五脏。”

（注解）

参同契：东汉末年魏伯阳参考“黄帝老子、大易、炉火”三种文字写的如诗如词修炼歌诀，命名为《参同契》。参有三之意，契是契约。一部修养生之道的契约文字。意思是修行必须遵循的契约。

耳目口三宝：人的耳目口是三样宝贝，耳通精，目通神，口通气。精气神在耳目口处表现，故言三宝。

闭塞勿发扬：能够闭的闭上，能够塞上的就塞上。不让他们发扬各自的能力。

《黄帝阴符经》：不知名的修养生之道者托名黄帝写的文字。阴符是坤卦六个阴爻符号，变成六阳爻成纯阳之体的过程。命名为“黄帝阴符经”。

观天之道：就是观察天的运行规律。

执天之行：就是学习天的运行规律。

尽矣：完了。

机在于目：机关技巧在于眼睛。

《易经》：伏羲画卦划，文王添卦辞，孔子作十翼。是运算天地万物阴阳规律的书，上通天，下通地，中通人间。万物类相，无所不包。可以用来解说修养生之道。

乾：是“易经”中的乾卦，表示天之圆、大。

元：第一、开始、最无上。

亨：大体大势。

利：通顺无碍，有得。

真：对应假，一切实有而无虚。

天行健：天的运行健壮无所阻挡。

君子自强不息：修真之士为了成功，不忍休息，不成功决不罢休。

君子终日乾乾：修真之士都在一个状态里修炼。乾乾是两卦六爻，变成一卦，上卦乾为天，下卦乾为天。上下皆为天的形相。修真之士整日在这种状态里修炼。

八段锦：是古代一种炼身方法，过去曾名为“拔断筋”。目前在各城市习练仍很普遍。

昂首观天安五脏：一个观天的动作，可以调整五脏的运行，加强五脏运化功能。

从上边解释可以观察到一套完整的修养生之道的方法。

命名：观闻思

技术：闭目、塞耳、闭嘴。

技巧：拔耳，站立昂首观天想地。

境界：天地皆空，天地之间我人。

时间：片刻。

操作：早晚各操作一遍。（《参同契》言："朝屯暮蒙"。即 3–5 点，19–21 点）

操练"观闻思"如下：

找一个小凳，坐在凳上，双肘触在双膝上，低头将两手食指尖插入双耳，掌根靠在脸上，闭目闭口，不听外面声音，用心数一百数。然后将双手食指扒开耳眼儿，再数二十数，睁眼。接着数到四十站起身，手放下，昂首观天，继续数到九十坐下。连续数到一百再堵上耳朵，同上操作。再从一数到一百，这样反复六次为一番，共做六番为一遍。

亦可少做或多做，随自己心去做。

只要试做两天，就知道这个修炼方法奥妙无穷，不愿放弃。

一年调身，二年积寿，久练不停，延寿无量，"享尽天年，度百岁乃去"，且无疾而终。

不论年轻年老，皆可修为。

编 后

《黄帝外经》是中国古代养生文化的始祖，后起的修炼学说皆从此出。

《外经》以后出现的养生学说和流派皆从此出。《外经》如同养生学说的总根子一样，再生出枝叶。

《外经》说探“原”，“原”就是根，就是“原”头，恰如其分。文字亦合自然发展规律。所谓“究其根原”之谓。故皆可谓之“探原”之作为也。

“探原”应该是一种精神，可以称作“探原精神”。不论你从事什么行业，都应有探原精神。在你的心里若有“探原精神”存在，很多事情都可以做得很突出，很到位。

这种精神可以催人奋发上进，不追到根原决不罢休。这种精神能够让人成功，是成功的原动力。

这是不可思议的一种精神，中国人应该有这种精神。谁有这种精神存在，谁就有成功希望，这是成功的精神食粮。

若无“探原精神”，你一定探不成原。探不成原，就一定不能知道“原”。不知道“原”，一定不能成功。故成功在于探原精神。这也是黄帝老祖想看到的，希望他的后代都有探原精神。想做的一切事情，在探原精神的鼓舞下成功。

探原太难了，首先需要有明师指点，才能不走弯路。如果没有明师，需要自己努力钻研，知道如何入门后，才能开始修炼，弄不好就成了盲修瞎练，一定会走偏。有明师指点，或者自己入了门，假如见性、开悟了，认住实相又非常难。因为你过去的思维方式是逻辑、推理，按照自然规律先后顺序想事情。开悟之后的思维方式大变样。

其实修炼之后，能做到“无二心”是不容易的。因为在正常生活中修炼，要应对很多世间各种缘事，所以需要你随缘。若不随缘去应对世间一切缘事，如同一心管二一样。但是修炼要求一心而非二心。

所以对世间一切缘法就应该放下，什么都不重要，只有到达目的地重要。故言“认住”实相难。一切发生的世间缘事过去就消失了，所谓过眼云烟，没必要认真对待和计较。故言还有一个“放下难”。

事缘随时要对待，要应付，不可有差错，不显出愚昧反而智慧，同时不忘、不断、不离、不灭，故言认住实相难。

思维方式的改变难，难舍能舍难，不变随缘难，一心不动难，到达目的难。故应有探原精神才能成功。

“原”有根原、原来、原本，或本原，或原（源）头之意。探原，是探根原，探原来，探原本，探本原，探源头之意。这个探原不是理论上的探原，而是技术操作上的探原。探技术技巧的最高层次是什么样，怎么样一个境界。故言探原是一种精神，可称探原精神。

探原精神，能催人向上，所谓不成功决不罢休，是叫人走向成功的精神。

人身寿命养生，《内经》说得很清楚：“气正内存，邪不可干。”“精神内守，病安从来？”“法于阴阳，和于术数，食饮有节，起居有常，不妄作劳。”“形与神俱，而尽终天年，度百岁乃去。”

《内经》和《外经》在内容上前呼后应。可以参阅《内经素问·上古天真论第一》和《灵枢·天年第五十四》。

《外经》言：“寿夭定于天，挽回天命者人。”意思是说，我们不能改变天赋遗传，但是可以做好后天的保养，因而“挽回天命”。方法是“节天之有余，补人之不足”。珍惜维护先天的长寿因素，又应注意养生以补后天之不足。“善全其天命”说的是尽终天年。

《外经》从养生“尽终天年”开始说到有病治病，治病的道理和施治原则。五千年以前的中医理论就是这么全面圆满，在史上出现很多神医。

说到治病，有很多不可思议的治疗手段，都是历史的总结、发展、发明而确认的。中国是多民族国家，各民族都有自己民族的草药治疗手法和其它独特的治病方法，其实，都是各民族在历史长河中总结发现的。应该给予挖掘、整理，才能让他们的医术得以繁衍生存到如今。所以说这些都是很值得宝贵的，是因为他们都有突出之处。

偈颂：

传万祀

黄帝内外经，
真言绝养生。
警世讲性命，
万祀皆响应。